# PRINCIPES DE PHYSIOLOGIE

## ET EXPOSITION

DE LA

# LOI DIVINE D'HARMONIE

OU

## TRAITÉ DE LA DISTRIBUTION LÉGALE DES ESPÈCES

### DANS LA NATURE

## Par J.-E. CORNAY,

Docteur en médecine de la Faculté de Paris, médecin du XI° bureau de bienfaisance de Paris,
et de l'assistance publique à domicile;
Membre correspondant de la Société des sciences, arts et belles-lettres de Rochefort-sur-Mer
et de la Société des sciences naturelles de la Charente-Inférieure;
Membre correspondant étranger de l'Académie royale des sciences de Lisbonne, dans sa classe des sciences
mathématiques, physiques, et naturelles;
Membre correspondant étranger de l'Académie de Philadelphie;
Membre de l'Académie nationale agricole, etc., de Paris, et de plusieurs autres Sociétés savantes;
Membre de la Société impériale d'acclimatation.

## PARIS

### J.-B. BAILLIÈRE ET FILS,

LIBRAIRES DE L'ACADÉMIE IMPÉRIALE DE MÉDECINE,

Rue Hautefeuille, 19.

22 MAI 1862.

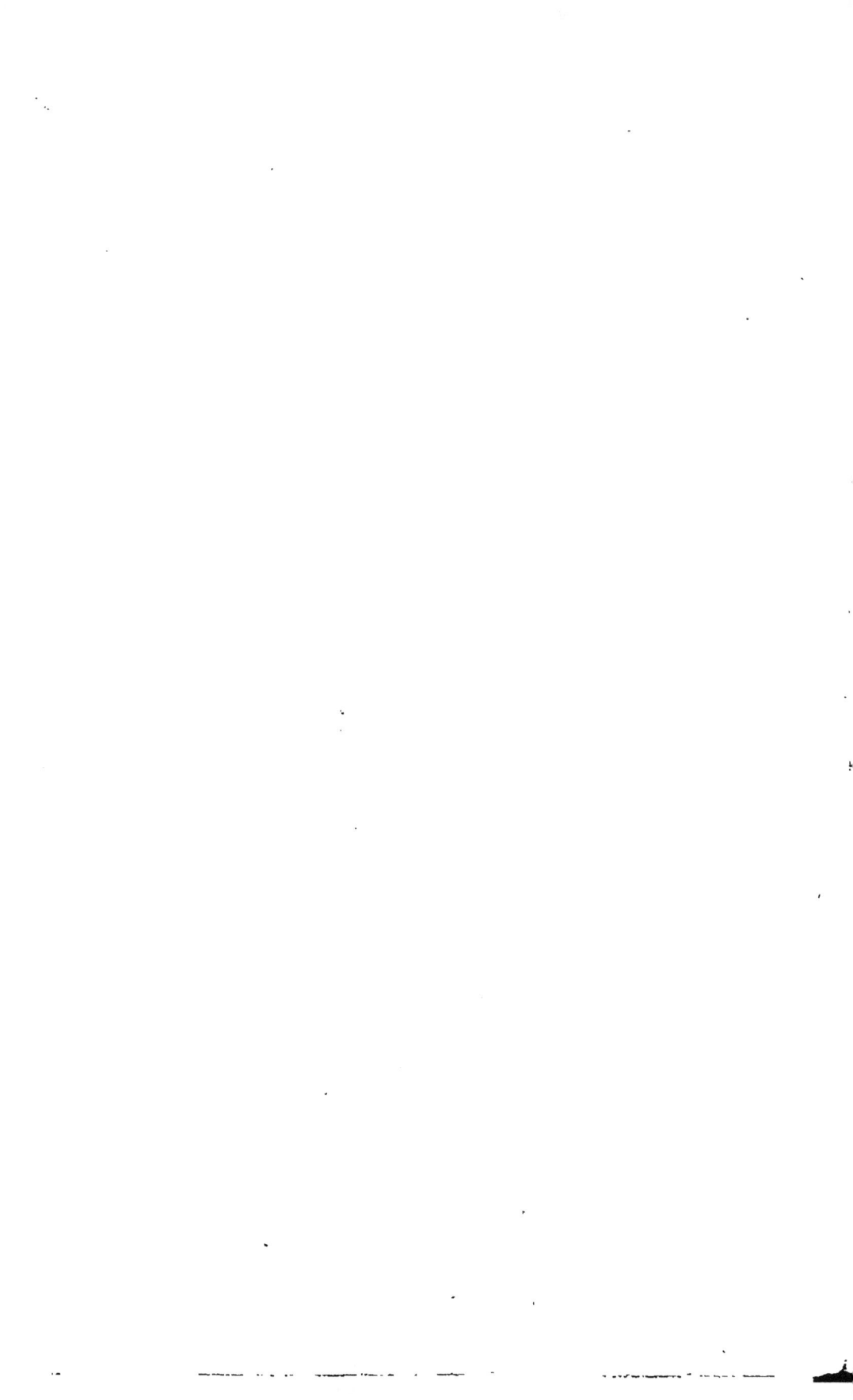

# PRINCIPES DE PHYSIOLOGIE

## ET EXPOSITION

### DE LA

# LOI DIVINE D'HARMONIE

C.

# PRINCIPES DE PHYSIOLOGIE

## ET EXPOSITION

DE LA

# LOI DIVINE D'HARMONIE

OU

## TRAITÉ DE LA DISTRIBUTION LÉGALE DES ESPÈCES

### DANS LA NATURE

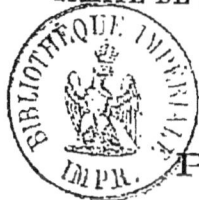

## Par J.-E. CORNAY,

Docteur en médecine de la Faculté de Paris, médecin du XIe bureau de bienfaisance de Paris
et de l'assistance publique à domicile;
Membre correspondant de la Société des sciences, arts et belles-lettres de Rochefort-sur-Mer
et de la Société des sciences naturelles de la Charente-Inférieure;
Membre correspondant étranger de l'Académie royale des sciences de Lisbonne, dans sa classe des sciences
mathématiques, physiques et naturelles;
Membre correspondant étranger de l'Académie de Philadelphie;
Membre de l'Académie nationale agricole, etc., de Paris, et de plusieurs autres Sociétés savantes;
Membre de la Société impériale d'acclimatation.

## PARIS

## J.-B. BAILLIÈRE ET FILS,

LIBRAIRES DE L'ACADÉMIE IMPÉRIALE DE MÉDECINE,

Rue Hautefeuille, 19.

22 MAI 1862.

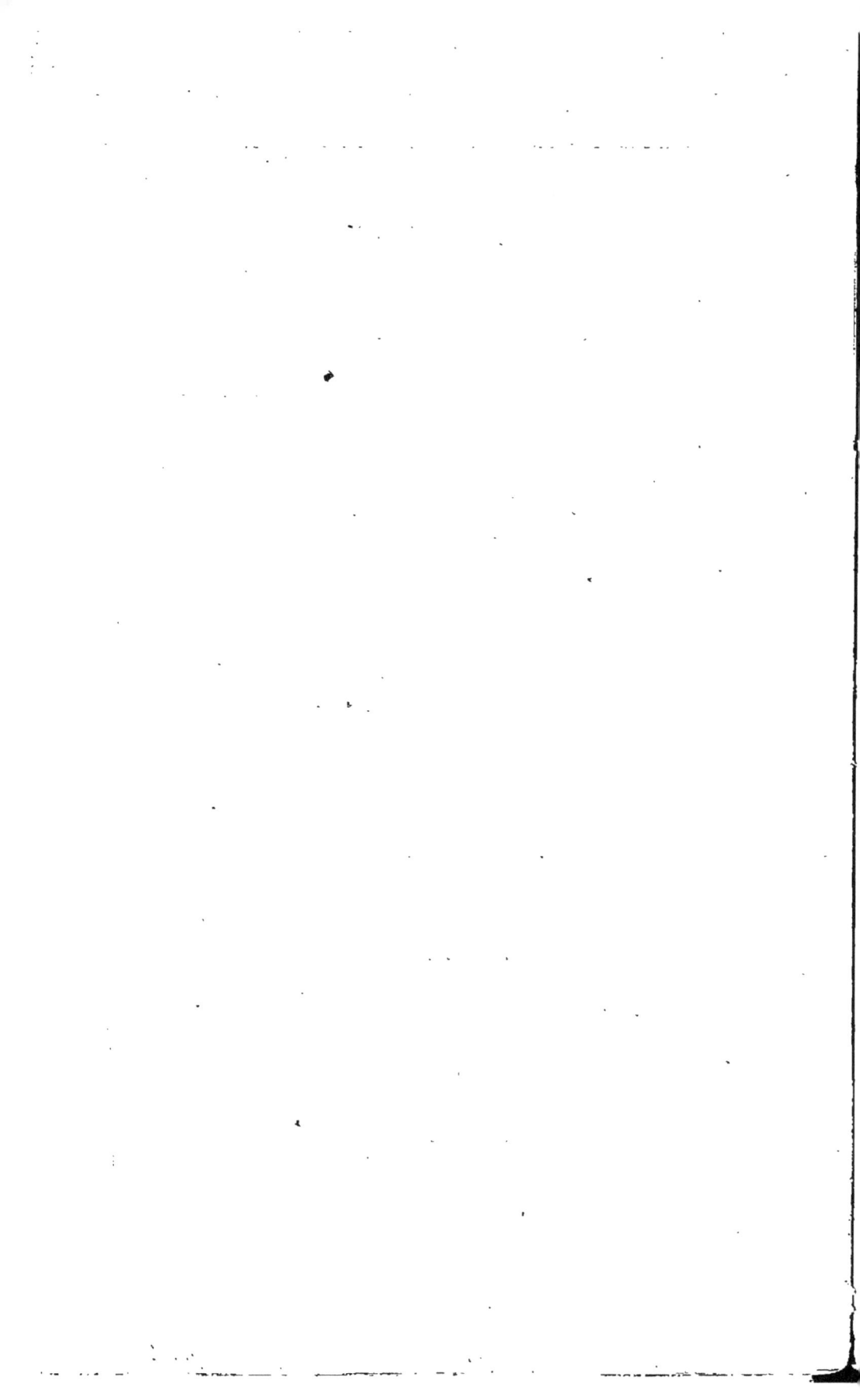

# CONSIDÉRATIONS GÉNÉRALES.

La lettre suivante étant très-importante pour nous, puisqu'elle donne la date de la terminaison de notre travail et qu'elle en exprime les idées mères, nous ne pouvons, à cause de cela, nous empêcher de la placer au frontispice de notre livre. Cependant nous en supprimons les détails intimes et d'abandon amical, et nous la publions sans le nom de la personne à laquelle elle était adressée, de peur de lui déplaire, soit en excitant sa modestie, soit en lui enlevant la liberté d'être ignorée.

« Paris, le 6 décembre 1861.

» Mon cher Monsieur,

» Il m'a semblé voir dans une de vos lettres que je ne vous avais pas suffisamment initié à la direction donnée à mes travaux. Comme vous le savez, depuis douze ans au moins, je m'occupe de la partie encyclopédique des sciences naturelles que j'ai su rattacher sûrement aux sciences mathématiques et au spiritualisme.

» J'ai terminé depuis longtemps mon livre à ce sujet (celui-ci); il sera publié bientôt, et, il faut le dire, personne n'a pu me troubler dans mes travaux encyclopédiques, par cela même que personne ne s'occupe plus aujourd'hui d'encyclopédie. Nous sommes donc en plein spécialisme, d'après cette croyance que la science a dit son dernier mot par le cadre artificiel de Linné.

» J'avais vu, dès le principe de mes études, que la plupart des savants étaient plongés dans un matérialisme complet ; il y avait là quelque chose de grand à faire : j'ai donc établi ma morphogénie sur le matérialisme le plus paradoxal, à l'aide de mon dieu électrique, afin de frapper tous les regards et de pouvoir le renverser avec autant d'évidence et aussi facilement que tout être dévoilé.

» C'est sur cette ruine que je voulais bâtir, et c'était le seul ou unique moyen.

» Dans mon livre (celui-ci), qui serait publié depuis six mois si je n'avais point eu, en mai 1861, sept hémorrhagies nasales foudroyantes qui m'ont forcé d'abandonner l'arène pour aller me refaire à Rochefort (1) sous le vert feuillage des chênes,

» J'ai, sous le titre de : *Principes de physiologie et exposition de la loi divine d'harmonie, ou Traité de la distribution légale des espèces dans la nature,* renversé, de quelques traits de plume, mon propre paradoxe électrique et en même temps tous les autres paradoxes semblables, puis j'ai démontré par les faits, d'une manière ineffaçable, que la genèse ne pouvait se produire que par le plus pur spiritualisme d'une cause immatérielle et divine ; là aussi la théorie de la génération spontanée est à jamais détruite.

» Je vais donc doter notre France aimée d'un cadre mathématique et positivement naturel des espèces, en le prouvant mot à mot, qui remplacera le cadre artificiel et arbitraire de Linné dont elle est tributaire.

» J'ai découvert et j'ai déterminé dans mon livre les propriétés physiologiques de la genèse et la loi spirituelle de la genèse, appuyées sur des qualités nouvelles et réelles des espèces.

» Vous y trouverez des études toutes neuves et toutes vraies sur le symbolisme dans la nature, et, désormais, l'école française, qui est la plus spirituelle du monde, sera aussi la plus spiritualiste et

---

(1) Ma sœur, Mᵐᵉ Chessé, et ma nièce, Mᵐᵉ Lavigerie, m'ont prodigué les soins les plus affectueux.

en même temps la plus positive des écoles, relativement aux sciences naturelles.

» Je vous écris en partie cette lettre pour vous annoncer que j'irai vous rendre visite et vous offrir mon nouveau livre sur la reconstruction du cheval sauvage primitif et sur la restauration de nos races chevalines régionales par l'omaimogamie.

» Recevez donc mes respectueuses civilités en attendant que j'aie le plaisir de vous revoir.

» J.-E. CORNAY. »

Voici encore un passage d'une lettre que nous écrivîmes à une autre personne éminente, le 23 avril 1862 :

« Monsieur,

» Vous avez eu la bonté de m'écrire, le 20 février 1862, une bien gracieuse lettre de remercîments à l'occasion de l'envoi d'un de mes livres sur la genèse des êtres; vous savez sans aucun doute que j'ai poursuivi l'étude de la genèse d'une manière incessante depuis bien des années, afin de doter notre pays, tributaire du méthodisme arbitraire du savant Linné, d'une école mathématique pour les sciences naturelles, c'est-à-dire fondée sur la loi naturelle de la genèse, et de le placer à la tête de la philosophie des peuples par la physiologie transcendante. Je me suis donné cette mission importante que vous comprendrez. Mes travaux sont faits et prêts; j'ai donc à ma disposition les moyens d'illustrer notre époque par une évolution scientifique des plus utiles, oserai-je dire de la plus grande magnificence ? etc., etc. »

J.-E. CORNAY.

Ces seuls fragments de nos deux lettres constitueront la préface de notre livre. Toutes les préfaces que nous eussions pu faire ne vaudraient point certainement ces passages de nos lettres qui ont été faites à des époques différentes, sous des impressions particulières ; tristes et joyeuses, ils résument trop bien et nos véritables et utiles inspirations, et nos consciencieux et difficiles travaux.

Pour appliquer ces travaux, les faire fructifier et les enseigner, ainsi que pour établir notre ouvrage purement pratique, qui sera intitulé : *Exposition générale de la genèse*, réellement colossal et au-dessus de nos forces matérielles, nous le disons ouvertement et franchement, nous avons besoin de l'appui de notre pays.

Si, à ce sujet, nous ne trouvons que le poignard de l'indifférence répulsive et celui des larcins de l'égoïsme, n'aurons-nous plus qu'à nous voiler de notre toge? Nous le demandons?

# PRINCIPES DE PHYSIOLOGIE

## ET EXPOSITION

### DE LA

# LOI DIVINE D'HARMONIE

#### OU

## TRAITÉ DE LA DISTRIBUTION LÉGALE DES ESPÈCES

### DANS LA NATURE.

> C'est bien dans la loi des nombres que la constitution et la distribution des espèces puisent leur liberté et leur harmonie : aussi le cadre de la classification théorique des espèces, que l'on nomme ordinairement méthode, doit-il exprimer par sa nomenclature cette loi naturelle des nombres que nous avons formulée et que nous regardons comme la première loi physiologique, par cela même que toutes les propriétés des espèces découlent des quantités constituantes.
>
> J.-E. CORNAY.

## Aux Spécialistes.

Pressentirions-nous que des voix jalouses ou excitées par quelque intérêt pussent s'élever contre nous, ô spécialistes (1), au début de cet écrit ? Entendrions-nous déjà gronder l'orage de vos clameurs ? Allez-vous vous écrier comme si vous étiez retenus dans les chaînes du passé :

(1) Nous espérons que les spécialistes ne prendront pas en mauvaise part notre manière vive de leur parler, qui constitue l'entrain de notre livre.

Nous avons formulé la loi des nombres dans notre *Morphologie*, grand in-18, 1850, et dans notre *Morphogénie*, grand in-18, 1853.

Que veut-il encore par cette nouvelle thèse, où il vient heurter les habitudes qui nous suffisent et les idées qui nous flattent sur l'unique empire des propriétés des corps, et que lui-même a développées avec tant d'audace dans ses livres de morphogénie ?

Nous répondrons avec calme à ces voix irritées des spécialistes : ce que nous voulons ici, c'est nous entendre avec vous à ce sujet.

Oui, nous nous sommes servi du paradoxe le plus grave que l'on puisse employer, pour vous agiter sur la question de la vie, et pour vous professer nos idées sur la genèse des espèces.

Oui, nous avons nié comme vous le faites vous-mêmes la philosophie en général et les faits métaphysiques en particulier, et, semblable au sauvage adorateur du caillou brillant qu'il découvre et qu'il attache à ses scapulaires, nous avons dit retrouver le premier principe des êtres dans l'électricité fluide, ce mode matériel admiré de tous, et nous l'avons pris pour drapeau.

Aussi, dès l'apparition de l'exposé de cette doctrine, des personnes très-estimées de nous, nous ont-elles boudé : c'était injuste ; d'autres qui nous étaient indifférentes ont voulu nous combattre (1) : c'était inutile. Nous n'avons répondu que ceci : voyez les idées matérialistes de presque tous les spécialistes actuels et attendez de nous une nouvelle publication; vous verrez alors l'explication et l'utilité de notre thèse sur la genèse à promoteur matériel. Voici cette nouvelle publication, jugez-la ; elle en précède une

(1) On a pris au sérieux notre paradoxe, c'est qu'il était bien établi, et cependant le procédé d'exagérer dans ses dernières limites un fait erroné est connu depuis longtemps comme le meilleur moyen d'arriver à détruire ce fait même.

autre qui sera intitulée : *Physiologie métaphysique*, et que nous ferons plus tard, si *Atropos oublie pour nous ses ciseaux.*

Notre morphogénie a donc été édifiée sur une idée fausse, sur un paradoxe ; mais elle a été lue : chacun a sa stratégie particulière. Nous y admettions sciemment un simple créateur matériel électrico-fluide, idée spécieuse, et la plus contraire à la vérité, que l'on peut utiliser pour expliquer le premier principe et ses effets ; idée qui eût suffi au moyen âge, que disons-nous, il y a cent cinquante ans peut-être, pour que son auteur recueillît les horreurs de la torture.

Cependant, à cette occasion, la plus grande partie de nos lecteurs nous disait avec conviction : Certainement il n'y a que l'éternité de la matière, que l'éternité de ses propriétés. Rien que cela! la matière qu'ils ne pouvaient expliquer et qu'ils confondaient avec l'ensemble des propriétés des corps. Nous écoutions toutes les doctrines en silence, et avec ce pieux recueillement de celui qui veut créer un grand enseignement.

Maintenant on va le voir, par notre créateur électro-fluide, produisant par lui-même les genèses matériales, végétales et animales, par notre négation entière des faits métaphysiques, nous avons admirablement caractérisé dans l'époque actuelle le spécialisme, dont presque tous les adeptes ne reconnaissent que les diverses propriétés des corps, dont ils font dériver tous les faits supérieurs, niant ainsi l'existence de la cause première spirituelle, ce principe de justice et d'intelligence qui vivifie sous le nom de providence l'ensemble des lois de l'univers.

Le physicien ne voit que l'attraction, la pesanteur et les forces : c'est le matérialisme ;

1.

L'anatomiste, que les organes et les textures : c'est le matérialisme ;

Le chimiste, que les atomes, l'affinité et les corps dans leurs stases : c'est le matérialisme ;

Le législateur ou dictateur des lois dit : *vita sub lege, libertas sub lege* : c'est le matérialisme, toujours le matérialisme.

Ainsi, nous sommes plongés dans l'idolâtrie de la matière, dans le matérialisme scientifique le plus profond.

Examinons :

Les fluides impondérables, les corps pondérables et les espèces organisées qui en découlent, quoique fixes dans leur formes naturelles (1), sont essentiellement peu durables, peu stables de leur nature, puisqu'ils se détruisent, se décomposent ou meurent successivement : ils puisent donc la liberté de leur genèse dans une loi parfaite de formation antérieure à leur existence fugitive et qu'ils expriment une fois créés. Cette loi serait tout au moins la loi de la matière (2).

Qu'est-ce donc que la matière ; bien que les physiciens définissent la matière, l'ensemble des propriétés communes à tous les corps, en faisant abstraction de tout ce qui peut leur donner une existence individuelle ? Répondons : La matière est le *principe légal* des corps impondérables, des corps pondérables et des espèces organisées. L'existence du principe matériel des corps est prouvée par leur

---

(1) Les formes des espèces matériales, végétales ou animales industrielles ou domestiquées, sont des vices *des formes naturelles* communiqués aux espèces par la culture ; ce ne sont que des formes acquises.

(2) N'y aurait-il qu'un élément universel. (*Morphologie*, deuxième partie, page 55, grand in-18, 1850.)

propre instabilité. Il est aussi légal ce principe, c'est-à-dire qu'il est légalisé par la loi universelle, de même que les corps et les espèces qu'il constitue, d'après sa propre loi d'existence dont il est l'expression.

Le principe légal des corps, nommé matière ou substance simple, déterminée, matérielle, n'a jamais été vu et jamais il n'a pu être compris qu'en le déduisant de ses effets par l'intervention du raisonnement. Ainsi l'existence de la matière est soumise à la même appréciation, que celle de la cause première, spirituelle et créatrice, qui n'est comprise que par ses résultats partiels et généraux, et seulement par notre esprit.

Le premier de ces deux faits est donc une prévoyance spirituelle vis-à-vis du second.

Si chaque corps exprime, par sa loi d'existence, la loi d'existence de la matière, ce qui est indubitable dans l'universalité de la vie, la matière elle-même, qui n'est qu'un mode fugitif et instable, exprimera par sa loi d'existence la loi d'existence de la cause première spirituelle; alors tout ce qui tiendra des corps organisés ou inorganisés, des corps impondérables, de la matière, des mouvements, des actions physiques, physiologiques, intellectuelles, des lois, de l'homme enfin, s'en déduira, l'esprit de la cause première sera partout dans les lois de la nature, par cela même que le tout de l'univers se tient par l'esprit de la même loi naturelle, la loi des nombres, la loi qui exprime l'harmonie.

Il est évident que les corps dans leur plus grande expansion arrivent aux fractions infinitésimales. C'est dans cet état fluide, car il ne peut être gazeux, c'est dans cet état fluide seulement que la matière, ce principe légal des corps, apparaît à l'esprit de l'homme et peut être perçue par lui en idée. Ainsi la matière n'est point gazeuse, elle n'est point pondérable; elle est fluide impondérable, puisqu'elle est appelée à donner naissance aux fluides de la lumière, de la chaleur et de l'électricité, et aux différents corps ; elle est aussi harmonique, c'est-à-dire en équations progressionnelles, ce qui constitue sa loi d'existence. Elle ne peut donc être légalisée que par la cause première spirituelle, et que serait-elle sans cela, le chaos !

Les fractions infinitésimales harmoniques de la matière impondérable, en se centralisant *suivant les nombres* qui sont sa propre loi, et qui lui donnent les propriétés d'alliance par mâle et femelle (1) par ses fractions équationnelles infinitésimales, forment les fluides impondérables, les corps pondérables et les espèces organisées en équations (2) de leurs matériaux constituants.

Maintenant, en séparant des faits matériels l'idée d'existence antérieure (et l'on y est autorisé par ce que nous avons dit précédemment), on obtient celle de substance antérieure ; et en séparant conjointement des faits matériels l'idée d'ordre, de justice, d'intelligence antérieures, on obtient l'idée complète de substance spirituelle en soi comme cause : cause dans laquelle toute loi, toute action, tout fait, tout être, trouve sa liberté d'existence ; cause première qui se matérialise dans les espèces instables de la nature. Ainsi nous apparaît en soi la cause première spi-

(1) Nous étudierons les principes mâle et femelle dans un chapitre particulier, voyez page 65.

(2) Nous parlerons des équations au chapitre de la Loi naturelle de distribution, et nous ferons comprendre que chaque espèce est formée par équation de ses matériaux impondérables et pondérables de constitution.

rituelle, l'esprit parfait universel et providentiel, que l'esprit de l'homme peut toucher alors comme la main touche un corps.

Alors nous pouvons demander : la matière, impondérable de sa nature, est-elle éternelle? Nous répondons : oui, elle est éternelle en soi, c'est-à-dire dans l'esprit parfait de sa loi d'existence comme cause, mais non comme matière principe légal des corp., car elle n'est ainsi qu'un mode d'existence et les modes sont instables.

Tout existe donc en cette cause première spirituelle et providentielle que nous appelons Dieu ; elle est partout et en tout, par son principe, son esprit légal, et sa substance en tri-unité ou en équation.

Poursuivons :

La matière est en inhérence dans toutes les productions de la nature, et les productions de la nature dans l'univers se transforment et reviennent incessamment en matière qui produit de nouvelles combinaisons ; car tous les corps doivent revenir à leur principe légal pour se combiner, s'équationner.

Les corps dits simples ont, dit-on, trois états : l'état solide, l'état liquide et l'état gazeux. L'état gazeux n'étant pas plus stable que les états liquide et solide, passe nécessairement à l'état fluide impondérable ; les corps ont donc quatre états : trois états pondérables et un état impondérable.

L'observation nous fait reconnaître trois fluides impondérables formés chacun de rayons nombreux et dosés dans les espèces de la nature, chez lesquelles ils constituent les fluides chimiques et les fluides organiques, c'est-à-dire les âmes matérielles.

Après le fluide qui a pour propriété d'être électrique dans certains cas en s'éloignant de l'état gazeux, on découvre un fluide plus fugitif qui a pour propriété la chaleur aussi dans certains cas, puis enfin un autre fluide qui a pour propriété la lumière également dans certains cas.

Le fluide de la lumière constitue l'état fluide dans sa plus grande expansion, puisqu'il se dégage du fluide de la chaleur, et que les fluides de la lumière et de la chaleur peuvent provenir du fluide électrique.

Ces trois fluides, impondérables à l'état chimique et à l'état organique, sont les trois premières manifestations de la matière, ce principe légal des corps, de la matière qui est aussi fluide et impondérable.

Il faut dire aussi que ces effets, que nous appelons la lumière, la chaleur et l'électricité, ne sont pour nous que des propriétés physiques des fluides impondérables qu'elles symbolisent.

En dehors et au-delà de la matière, ce dernier échelon des modes impondérables, l'esprit de l'homme découvre la substance spirituelle principe, comme cause première, universelle, comme existence intelligente, éternelle, immuable, antérieure aux modes instables. La matière, les fluides impondérables, les corps pondérables, les espèces astronomiques, les espèces organisées ne sont donc que des modes instables qui existent de par la cause première spirituelle qui vivifie leur loi d'existence.

La matière est l'état fluide le plus subtil et le plus immédiatement en rapport avec la cause première ; elle est la première détermination de la substance principe par l'esprit légal (1), sa première matérialisation. La matière

(1) La substance principe philosophiquement ne peut se dévoiler

est appelée la terre par Moïse ; Dieu fit d'abord la terre ou matière.

La seconde détermination de la cause première est le fluide de la lumière, par l'intermédiaire de la matière, sa première détermination ; sa troisième, le fluide de la chaleur ; sa quatrième, le fluide de l'électricité.

Après ces corporifications simples et composées, viennent ses incarnations végétales et animales.

Tout se produit donc par l'esprit légal de la substance principe, ou par des antécédents qui jouent le rôle de cette substance principe spirituelle qu'ils ont en inhérence (1).

Les modes, c'est-à-dire les différentes manières d'être de la matière, sont donc des symboles naturels, des images de la loi d'harmonie de la substance principe. Ils représentent des quantités proportionnelles et progressionnelles d'harmonie, si la matière a en inhérence la substance principe spirituelle ou l'esprit légal, la cause première.

Les trois modes, fluides (chimique et organique) lumière, chaleur, électricité qui constituent les trois termes inséparables de la trinité matérielle impondérable motrice et constituante des corps et des espèces, ont aussi en

que par la loi. Aussitôt qu'Adam, *le principe*, et Ève, *la substance*, eurent touché ou mangé la pomme, *la loi*, ils se virent nus, ils furent incarnés ou déterminés. Voici la première incarnation juive.

(1) La substance principe se révèle ou se détermine sans cesse, par son esprit légal, dans tous les faits physiques et spirituels de l'univers, dans la rotation perpétuelle de la vie. *C'est un fait ;* elle ne peut point ne pas se déterminer constamment ou se révéler successivement par des déterminations matérielles, végétales et animales, puisque le tout complète l'être, que l'être est tout, principe et substance, esprit et loi, matière et espèces, et que l'être en soi est Dieu lui-même, c'est-à-dire substance principe spirituelle ou cause première.

inhérence le principe, la loi et la substance de la matière.

De même que les corps pondérables simples ont en inhérence le principe, la loi et la substance, de la trinité des fluides impondérables, de même que les corps pondérables composés ont en inhérence le principe, la loi et la substance des corps simples pondérables, de même aussi les espèces végétales et animales ont en inhérence le principe, la loi et la substance des corps simples et composés pondérables.

Alors il sera évident pour tout le monde que tous les modes matériels réunis, savoir : matière, fluides impondérables, corps simples et composés pondérables, espèces organisées, végétales et animales, sont la première partie d'une équation grandiose qui, par l'esprit de la loi d'harmonie, dévoile immédiatement à l'esprit de l'homme, stupéfait de ce magique ensemble, son autre partie, la cause première spirituelle en soi dont elle dérive et qui l'équilibre, c'est-à-dire que l'univers matériel et spirituel légal symbolise Dieu !

Les modes sont fugitifs et temporaires, la loi naturelle aux modes disparaît avec les modes qui la symbolisent, mais l'existence spirituelle ou en soi de la loi et des modes symboles de la loi, c'est-à-dire l'existence débarrassée de ce qui est tangible, persiste après la destruction des modes et des lois qu'ils expriment. Cette existence spirituelle indestructible qui, survivant à tout, demeure constamment en soi en dehors des symboles matériels, est en même temps esprit pur et parfait de la loi, substance et principe de tous les êtres : tous les êtres sont donc en Dieu et Dieu est donc dans tous les êtres.

Ce qui le prouve, c'est la perpétuité des mêmes faits, des mêmes genèses symboliques dans l'univers, dans leur ignorance réciproque, soit à de grandes distances dans l'espace, soit à des époques différentes dans le temps.

La cause première étant reconnue en soi, la matière étant déterminée ou légalisée par l'esprit légal, les êtres matériels se transforment perpétuellement d'après la loi ; voici bien le cercle de la vie qui renferme un des plus vrais attributs de l'esprit dispensateur en soi, l'existence.

Mais les espèces ne pouvant se perpétuer par les seuls matériaux pondérables, il a fallu qu'un principe secondaire organisateur, moteur, composé des trois fluides impondérables en quantités associées et appropriées aux divers êtres et à leurs diverses parties, vint donner la forme aux espèces et entretenir le jeu des organes; ces fluides organiques qui existent pour les espèces matériales, etc., dans des proportions utiles constituent les âmes matérielles : ces âmes sont donc proportionnelles et progressionnelles comme les espèces et comme leurs organes.

Chez l'homme, qui est un être doué d'un appareil nerveux, l'âme matérielle est sensitive, elle arrive par les sens à toutes les perceptions ; les analyses, les déductions, les idées, les pensées, à toute intelligence ; l'âme matérielle est présente à tous les phénomènes organiques, à toutes les fonctions des fibres du cerveau ; c'est elle qui en est le moteur sous les excitations externes et internes, et les organes et les fibres cérébraux en sont les leviers, les touches et les réceptacles.

Lorsque l'âme matérielle organique, et, par conséquent, aussi cérébrale, est en parfaite équation avec la loi naturelle qui est d'essence spirituelle, et qui est appliquée aux faits physiques, intellectuels et moraux, l'esprit pur et parfait qui s'en dégage exprimé par la parole et par les actions, s'équilibre avec l'âme spirituelle qui est inhérente à l'âme matérielle, et y réside en soi comme principe substance et esprit légal. L'âme matérielle arrivée à l'apogée de la perfection symbolise alors l'émanation divine, l'âme spirituelle en soi dans chaque être, l'âme spirituelle, est proportionnelle à l'âme matérielle. La conduite de l'homme se résume donc dans la sagesse appliquée aux faits physiques, intellectuels et moraux. L'âme matérielle, ce symbole de l'âme spirituelle, est souvent si imparfaite, que l'âme spirituelle en est comme effacée.

On le voit maintenant, le moi, le cœur, l'âme sensitive, les sens, les perceptions, les pensées, les idées, la raison, l'esprit, sous ses diverses formes, le jugement, le libre arbitre, la volonté, les sentiments, les instincts, la sensibilité, le mouvement, qui sont ses effets, enfin tout ce que l'homme découvre en son être matériel n'est point l'âme spirituelle. L'âme spirituelle n'a point de siége local en nous; elle réside dans toute l'âme matérielle, comme principe substance et esprit légal. Mais elle se montre à notre raison satisfaite, lorsque nos actions sont en équation avec l'esprit pur et parfait de la loi naturelle, le cerveau étant le siége de la partie directrice de l'âme matérielle. Lorsque nous avons atteint l'esprit de justice et que nous avons conscience de la loi, notre intelligence perçoit notre âme spirituelle en soi et en nous.

L'âme, spirituelle en soi, est entière et indépendante de notre infériorité organique et de nos sommeils (1) matériels, partiels ou généraux. L'âme spirituelle n'existe

----

(1) Si, pour arriver à toutes les perfections spirituelles, il faut avoir toutes les perfections matérielles, alors il y a peu d'hommes dans la loi naturelle.

Le sommeil est le repos du cerveau, nécessaire à l'équation des forces actives.

qu'en soi-même en nous, et certainement ce n'est que le jugement et non l'âme elle-même spirituelle localisée, qui examine, ce qui pèche en nous contre les lois, ou ce qui se trouve dans les lois naturelles.

Tout le monde ne peut arriver à la plénitude spirituelle, c'est-à-dire à voir son âme matérielle en équilibre avec les lois naturelles, physiques, intellectuelles et morales qui sont l'expression de l'âme spirituelle en soi, et ne peut avoir la satisfaction d'en voir se dégager l'esprit parfait de la vérité divine.

L'âme spirituelle est une en nous tous, quoique proportionnelle à chacun; c'est l'être en soi pur et parfait, type de nos actions pures et parfaites, et en rapport exact avec l'esprit divin des lois naturelles appliquées aux faits physiques, intellectuels et moraux, dans lesquelles nous trouvons nos libertés matérielles, végétales, animales et intellectuelles coïncidentes.

Aussi, celui qui ne suit pas les lois naturelles n'est point libre, quelle que soit sa position ; car le libre arbitre, qui est la liberté matérielle de penser, d'agir, de choisir, n'est point la liberté morale. La liberté morale, qui est le plus grand bonheur de l'homme sur cette terre, se puise dans l'exécution sincère des lois naturelles découvertes et enseignées par les sages, telles que celles de la charité, de l'amitié, de la dignité. Ainsi, celui qui ne suit point les lois naturelles n'est pas et ne se sent pas libre, il est esclave de son mécontentement, et cependant il possède son libre arbitre tout entier et sa faculté de satisfaire ses volontés. C'est donc par l'exécution des lois naturelles que l'on devient libre et heureux par l'exécution des lois naturelles l'âme matérielle se spiritualise.

Quoi qu'il en soit, notre âme matérielle individuelle est

l'image symbolique de notre âme spirituelle individuelle (1).

L'âme matérielle occupe tout notre être; c'est elle qui fait végéter nos organes, depuis la conception dans le sein maternel jusqu'à la mort naturelle; c'est elle qui nous fait penser, parler, exécuter, qui nous fait réfléchir, comprendre, juger, qui nous fait sentir, aimer, haïr. Car tout ce qui est en nous déterminé est matériel; l'âme spirituelle est en soi; les actions légales sont une partie de ses reflets.

Aussi disons-nous : laissons en notre cœur la charité entière et universelle, parce que l'âme spirituelle n'est que l'âme matérielle perfectionnée et en soi, c'est-à-dire dégagée de son symbole matériel.

Nous devons donc constamment travailler à perfectionner notre âme matérielle, l'âme du corps pour arriver à la perfection de l'âme spirituelle, nous devons viser sans cesse à la perfection. Il faut savoir que l'âme matérielle,

---

(1) En laissant de côté les accessoires dramatiques, le jugement dernier des anciens nous paraît se rapporter à notre idée d'équation spirituelle. Suivant nous, tous les êtres légaux et en soi rentrent dans l'équation spirituelle à la destruction de leur symbole matériel, tous les êtres dégradés, c'est-à-dire en dehors des lois naturelles après la mort de leur corps, après la destruction de leur symbole matériel, n'ayant point la plénitude spirituelle, ne peuvent faire partie de l'équation divine, et figurer au sein de la substance principe spirituelle par l'esprit légal; tous les êtres non légaux et en dehors des lois naturelles sont des effets accidentels sans perpétuité spirituelle.

Nous ne savons si notre âme spirituelle, qui ne peut faire partie de l'équation divine que lorsqu'elle est entière, pure et parfaite, souffre en soi, après la destruction de notre corps, de nos actions mauvaises antérieures à la mort, la sensibilité étant matérielle; toujours est-il que, dans le cas où notre âme n'a point atteint la plénitude spirituelle par notre éloignement des lois naturelles, elle ne peut faire partie de l'équation divine spirituelle, et rentrer au sein de l'esprit harmonique pur et parfait, au sein de la substance principe, spirituelle et divine.

l'âme du corps, du cerveau, était dans la nature primitive organisée sur le plan de l'âme spirituelle en Dieu. La conscience de cette âme spirituelle nous vient de sa déduction facile, que nous pouvons exécuter, de tout ce qui la représente partiellement en nous. Mais par le fait nous l'avons aussi en nous, puisque nous sommes formés des trois éléments immatériels unifiés, principe, esprit légal et substance, comme nous le verrons dans le cours de ce travail.

Les peuples civilisés, savants, qui ont su comprendre une grande partie des propriétés physiques, ne croient plus aux amulettes et aux images, n'écoutent plus les sectes et se rient des symboles.

Si on leur cache les vérités légales, les lois naturelles, ils ne veulent plus admettre que les propriétés qu'ils ont reconnues dans les corps, et ils s'adonnent au matérialisme avec d'autant plus de conviction, qu'ils voient les docteurs de la loi se livrer davantage à l'idolâtrie et à l'adoration des images.

C'est ainsi que l'instruction symbolique-imagière, insuffisante, a jeté la plupart des hommes dans le plus complet matérialisme,

Cependant il faut savoir que toute espèce naturelle est un symbole, c'est-à-dire une figure représentative de ce qui existe en elle et de son être en soi. Le symbolisme est dans toutes les productions matérielles, végétales et animales de la nature. Mais il y a loin de l'étude du symbolisme naturel à l'adoration des images; il y a la distance de la vérité à la présomption, de la science à l'intérêt particulier de secte ou de caste.

L'homme, quelle que soit sa condition, doit connaître entièrement la cause première spirituelle pure et dégagée de tout voile, de toute fiction. La vérité doit être dévoilée sur tout ce qui existe et sur tout ce que l'on a pu découvrir.

Quant à nous, nous sommes plein d'admiration pour la cause première spirituelle, qui certainement n'a pas plus besoin d'être matérialisée, corporifiée et incarnée, que d'être idéalisée pour se prêter à notre vénération admirative et à notre poésie.

Ici, ne sommes-nous pas arrivé à un degré supérieur d'initiation, et nous pensons nous faire comprendre d'une manière complète par notre *Morphogénie* et ce traité même, qui dévoilent toute la vanité et la puérilité du matérialisme essentiel par l'opposition de leurs doctrines savoir : que l'admission d'une cause première matérielle, électrique ou autre, inintelligente, n'ayant que des propriétés instables et limitées, doit être à jamais rejetée par les savants comme cause première universelle et dispensatrice.

O spécialistes! dans cet écrit nous allons vous démontrer d'une manière irréfutable l'impossibilité de retrouver dans notre créateur électrico-fluide admis dans notre *Morphogénie* avec tout l'entraînement possible et utile, de retrouver, disons-nous, la direction intelligente, universelle et providentielle du passé, du présent et de l'avenir de faits spirituels existants dans les lois naturelles, et des faits symboliques révélés dans les êtres matériels qui peuplent l'univers.

Nous posions l'adoration d'un mode matériel, nous matérialisions alors la cause première spirituelle en la transfigurant en idée sous l'image de l'électricité, en la corporifiant et la plaçant tout près de notre organisation. Notre religion sorte d'idolâtrie, ne pouvait guère s'é-

lever qu'au niveau de celle du feu, pratiquée encore de
nos jours, par quelques peuplades stationnaires de l'Inde,
abruties par des prêtres trop conservateurs.

Aussi, ayant accompli notre tâche de vous rattacher à
jamais à la cause première spirituelle par l'esprit même
des lois naturelles, et pour en marquer le fait et l'époque
dans l'histoire des sciences, nous avons intitulé notre livre
pieusement révolutionnaire : *Exposition de la loi divine
d'harmonie, ou Traité de la distribution légale des espèces dans la nature !...*

## Généralités.

Si les spécialistes sont nécessaires, comme ouvriers de la
science, pour étudier les faits particuliers dans les différentes branches des connaissances humaines, par une
sorte de division du travail qui ouvre certainement toutes
les voies au progrès, il n'en est pas moins vrai que les
encyclopédistes seront toujours des généralisateurs de première utilité, puisqu'ils expliquent les lois générales de la
vie, les rapports des différents faits de la nature et ceux
des diverses parties de la science. L'encyclopédisme appartient donc à la haute philosophie.

Pour le démontrer, émettons les propositions suivantes :

Demandez à un physicien spécialiste ce que c'est qu'un
être en soi, c'est-à-dire dégagé de son symbole matériel
représentatif ;

Demandez à un physiologiste spécialiste ce que c'est
que l'esprit parfait que l'on découvre dans les lois naturelles, et d'où il provient ;

Demandez à un anatomiste spécialiste ce que c'est que la cause première spirituelle ;

Demandez à un chimiste spécialiste ce que c'est que la mutation perpétuelle de la matière et son but ;

Demandez à un législateur spécialiste ce fabricant de lois, ce en quoi la vie trouve sa liberté :

En frappant des bornes de votre crâne, vous en obtiendriez peut-être plus de raison (1).

Les spécialistes sont les ouvriers de la science, soit, mais ils ne sont que des ouvriers très-recommandables, car le spécialisme est nécessaire : il aide à l'étude des détails ; mais, seul, il ne pourrait faire comprendre l'ensemble des lois naturelles et la liberté de la nature en Dieu par l'esprit des lois.

Sans l'étude des détails, les encyclopédistes ne pourraient s'utiliser qu'en devenant eux-mêmes spécialistes ; dans tous les cas, c'est ce qu'ils sont obligés de faire, et ce qu'ils font.

L'encyclopédisme est plein de majesté et de conciliation ; on ne le rencontre que chez les hommes les plus remarquables.

N'est pas encyclopédiste qui veut ; on naît avec cette rare qualité, qui annonce une tête fortement constituée et équilibrée. Un encyclopédiste est un maître qui embrasse la science, comme la nature, d'un seul jet de son regard. Elles sont rares les têtes des Linné, des Buffon, des Cuvier, des Geoffroy-Saint-Hilaire, des Flourens, etc.

Quoi qu'il en soit, jusqu'à présent les encyclopédistes

(1) Les spécialistes en général ont les plus grands de tous les défauts, c'est l'égoïsme, l'orgueil et l'exclusivité : ils sont si relatifs ! Mais il en est beaucoup de très-instruits.

n'ont rien découvert quant à la loi véritablement naturelle de la distribution des espèces.

Là est la question !

Courbés sous l'habitude de la nomenclature de la méthode artificielle d'histoire naturelle imaginée par Linné, et conservée par notre si célèbre Cuvier, pour introduire, suivant ces auteurs, l'ordre parmi les espèces, qui prennent cependant leur rang par leurs caractères propres (1), les spécialistes et les méthodistes sont demeurés soumis comme des esclaves, jusqu'à présent, 1862, à cette nomenclature arbitraire, qui rappelle, par son ensemble, les divisions des anciennes corporations, ou plutôt les différentes classes sociales, les divers termes de la féodalité et l'action dictatoriale. Ne sachant que faire pour faire mieux, ces maîtres ont parqué la vie dans des divisions imaginaires, la vie sous la loi, *vita sub lege*.

Il n'est rien de plus bizarre qu'une méthode dite naturelle comme Linné et Cuvier appellent le cadre nominal de leur système de classification qui se trouve établi, suivant le bon plaisir de ces auteurs, par les expressions de règnes, de divisions, de classes, d'ordres, de familles, de genres, de sous-genres, et puis rien pour les frères et sœurs, et les mâles et femelles. Ne dirait-on pas une vraie féodalité scientifique répartie sous six noms de fiefs ?

Non, non, jamais la nature n'a donné prise à la création d'un pareil rouage artificiel, d'une pareille nomenclature ; elle est trop positive dans ses ressorts, elle est trop fixe dans ses produits.

Au milieu de tous nos progrès, il n'est rien de plus

---

(1) La nomenclature arbitraire de la méthode de Linné a servi au triage des espèces. C'est déjà un service immense ; mais le triage est loin d'être parfait.

douloureux pour nous que de voir subsister une nomenclature si contraire à la vérité, une nomenclature qui a
donné des liens et créé des castes à la nature.

O Linné ! toi le savant par excellence, la nomenclature
que tu nous as laissée, quoique tu la dises naturelle, malgré
son artifice, ne résulte-t-elle pas plutôt de ton entière
condescendance au système politique de ton temps ? Alors
elle serait le fruit de ta dictature et de ton pouvoir scientifique discrétionnaire, jusqu'à ce jour indiscutés; ou alors,
si tu as fait le mieux que tu as pu, tu n'as jamais eu la
moindre idée de la loi naturelle de distribution des êtres.
Ne vivais-tu pas dans ces temps où l'or était le roi du règne
minéral, le cèdre celui du règne végétal, et le lion celui
du règne animal? Quand on pense que l'humanité a vécu
sur ces idées fausses pendant de longues années! Et cependant l'or, le cèdre et le lion, cette trinité allégorique et
tyrannique, païenne et idolâtre, représentait la corruption,
la domination absolue et la force brutale. Non, ce n'est pas
de la physiologie que tout cela (1).

La nomenclature matérialiste des règnes, des divisions,
des classes, des ordres, des familles, des genres, des sous-
genres, ne s'appuie sur aucune loi naturelle.

Cuvier fait reposer cette nomenclature sur la diversité des espèces ; la diversité n'a rien à faire là.
Qui ne sait pas que les espèces sont différentes? Sa nomenclature exprime-t-elle le *comment de la diversité* et
*ce que c'est que la diversité* ? non ; donc Cuvier, comme
Linné, a ignoré la loi naturelle de distribution des espèces.
La diversité n'est pas la loi, elle est secondaire à la loi;

(1) C'était alors l'époque des curieux de la nature, comme ils
s'appelaient eux-mêmes. Ils étaient si curieux, qu'ils vivaient de
ctions et voilaient souvent la vérité.

elle naît dans la loi que comme la symétrie. Voilà la vérité.

Cuvier prétend que la nomenclature artificielle est le plus sûr moyen de réduire les propriétés des êtres à des règles générales, et de les graver aisément dans sa mémoire; mais ceci n'est pas de la physiologie (1), et c'est ce qui n'arrive pas, parce que les noms des divisions n'expriment rien par eux-mêmes, n'étant pas physiologiques; c'est donc une méthode artificielle et de circonstance.

Au lieu d'embrouiller ses rouages, la nature les a simplifiés, comme nous le démontrerons plus loin.

Quant à la classification des espèces, Cuvier n'a pas mieux fait de dire qu'elle est dirigée par le principe de la subordination des caractères. Pour arriver à la classification, dit-il, je divise les caractères qu'offrent les espèces en caractères *importants*, en caractères *dominateurs* et en caractères *subordonnés*. Voici sa méthode. On dirait qu'il parle des caractères des hommes en société; ainsi c'est l'autocratie scientifique : il laisse de côté la loi naturelle, il fait des caractères dominateurs et des caractères subordonnés ; il voit mal, ou c'est le régime du bon plaisir. Il eût eu raison de dire, comme nous l'avons fait nous-même dans notre mémoire sur l'os palatin, en 1847, que les caractères se divisent d'après leur importance physiologique réciproque, en caractères primitifs, secondaires, tertiaires, qui se contrôlent, bien que, à cette époque, nous n'avions point encore fait d'études suivies sur la nomenclature artificielle linnéo-cuviérienne.

Il eût peut-être mieux fait aussi de continuer cet admirable Buffon, et son idée du moule intérieur si remarqua-

(1) C'est tout simplement un moyen d'étude et d'enseignement.

ble, Buffon qui a eu le si bon esprit de laisser là toute idée dictatoriale. A-t-il raison, Cuvier, et ne devient-il pas matérialiste lorsqu'il forge à la nature des liens de nomenclature arbitraire ? Au lieu d'être législateur, il eût dû devenir légiste ; il eût dû rechercher la loi naturelle, la lire dans les choses créées et l'exprimer dans une nomenclature appropriée. Ne l'ayant point fait, les noms artificiels de sa méthode de classement doivent disparaître comme une invention personnelle relative qui n'exprime pas la vérité des faits naturels, n'étant qu'une méthode particulière et copiée (1).

Cuvier est cependant très-remarquable d'intuition dans la phrase suivante, tant il est vrai que la logique perce tout arbitraire. Il dit, page 10 de son *Introduction au règne animal* : « *Il ne peut y avoir qu'une méthode parfaite, qui est la méthode naturelle.* » Il aurait dû dire nomenclature naturelle, et rechercher la loi naturelle de la genèse pour l'établir d'après cette loi, comme nous l'avons fait nous-même ; alors il rattachait les sciences naturelles aux sciences mathématiques, il fondait l'école physiologico-mathématique, qu'il nous était réservé de créer, et de laquelle sortira la véritable histoire de la genèse, la véritable physiologie de la nature.

Non, Cuvier, il ne s'agit pas de méthode ; la nature n'en a pas, elle a des lois qu'il est simplement utile de décou-

---

(1) Tout ce que nous venons de dire ici est très-exact et très-vrai ; mais nous reconnaissons que, ne pouvant mieux faire, Linné et Cuvier ont bien fait de fournir leur nomenclature artificielle, qui a contribué à l'arrangement théorique des espèces suivant leurs caractères naturels. S'ils n'ont point eu la gloire de découvrir la loi naturelle de distribution des espèces, ils ont eu celle de trouver que ces espèces se répartissent en six divisions, qu'ils ont nommées comme ils ont pu.

vrir, de recueillir et d'exprimer ; lorsque l'on veut tracer
le cadre de sa grandiose exposition, il est nécessaire de le
peindre tel qu'il est, il ne faut point enserrer les espèces
matériales, végétales et animales dans les liens artificiels
d'un système méthodique.

La méthode est un moyen utile à l'aide duquel on obtient un résultat du connu ou de l'inconnu. Qu'elle soit
dans l'esprit lors de nos recherches ou enregistrée dans
un livre, chacun a la méthode plus ou moins parfaite
pour rechercher les vérités naturelles : la méthode est
donc propre aux hommes, elle est proportionnelle à leur
intelligence (1) ; mais il n'en est pas de même de la distribution des espèces qui vient par la loi naturelle de la
cause première dispensatrice. Il est nécessaire d'avoir de
la méthode et de la logique pour découvrir et pour exprimer dans une nomenclature la loi naturelle de distribution des êtres dont l'origine est toute spirituelle. L'histoire
de la nature repose donc sur le spiritualisme de la loi, et
nous avons déjà fait comprendre qu'en dehors de ce fait
il ne peut désormais exister que de l'arbitraire dicté aux
hommes par l'intérêt, à moins que ce ne soit par ignorance
ou par suite d'une impossibilité intellectuelle d'initiation.

Ce que nous venons de dire démontre d'une manière
complète que nous avons accompli une grande réformation
scientifique qui replacera la France à la tête du mouvement philosophique des sciences, et cela en acceptant les
principes de la loi naturelle des nombres dans laquelle les

(1) Ayez de la méthode dans vos études et vos recherches, forti-
fiez-vous dans la logique, mais actuellement le règne du métho-
disme-classificateur est fini ; il faudra à l'avenir se placer dans la
loi naturelle des nombres pour la distribution des espèces, sous
peine de tomber dans l'absurdité contradictoire.

espèces puisent la liberté de leur distribution, et en abandonnant les nomenclatures méthodiques arbitraires et matérialistes du passé qui ne nous appartiennent que par emprunt.

## La loi des nombres ou loi naturelle de la distribution des espèces.

Lorsque par le raisonnement nous descendons dans les profondeurs de la matière et que nous la séparons en idée de toute cause antérieure, en poursuivant malgré l'ennui qu'il nous occasionne, cet examen jusqu'au-delà de l'essence même de la matière, nous arrivons forcément à un point noir où nous ne découvrons plus rien de vital (1). Si à ce moment nous éprouvons une souffrance intérieure indescriptible, c'est que nous nous sommes mis en idée en présence d'un néant fictif, absolu. Ayant pris le contre-pied de la vérité, nous comprenons bien alors, à l'état de notre esprit, dont la joie s'est tarie, l'impuissance de la matière isolée et celle de ses propriétés instables à expliquer, et la source de la vie générale, et ce reflet de la providence, l'esprit des lois de l'univers.

Au contraire, si nous nous reportons tout d'abord vers les lois de la nature qui vivifient tous les êtres, nous voyons la matière s'animer en puisant la liberté de ses créations, de ses modes, de ses êtres, de leurs mouvements, de leurs évolutions, de leurs relations, de leurs propriétés dans ces lois émanées de la cause dispensatrice,

(1) Il est impossible de comprendre ce que nous disons ici sans y être descendu en idée ; beaucoup liront nos pages sans en saisir le sens.

et si alors nous sentons en nous une vie forte, parce que nous avons pour point d'appui l'amour et la vénération qui nous pénètrent, c'est que nous avons abandonné l'inspection des seuls modes et des seuls effets instables pour nous placer en présence des lois naturelles dont la justice et la sage intelligence nous mettent en rapport immédiat avec l'esprit providentiel, cause première universelle et divine.

Car c'est dans l'esprit d'ensemble et dans l'esprit particulier des lois de la nature que l'on découvre, dans sa plénitude spirituelle la cause première ; mais comme nous savons que les lois disparaissent avec les modes instables qui les expriment, nous sommes certain alors que la cause spirituelle réside aussi en soi, en dehors des lois, dans son immuable esprit de sagesse (1) ; chaque loi et chaque espèce existent en soi (2) dans la cause première spirituelle ; aussi, nous pouvons dire que la genèse, la génération, la décomposition, la reproduction, la vie, puisent leur liberté dans la loi, en soi des nombres, c'est-à-dire dans l'esprit de cette loi qui, étant universelle, est par cela même d'essence divine.

D'après ce qui précède, nous disons donc : *vita in lege,*

---

(1) Ce sont les obstacles, les impasses, les impossibilités du matérialisme, et le néant idéal qui joue le rôle d'impasse, qui ramènent l'intelligence humaine à l'esprit des lois naturelles, à la vérité spirituelle et à la cause première.

(2) Toutes les lois physiologiques découlent de la loi des nombres : il y a la loi de l'espèce (spécicisme) ; cette loi ne peut même pas être niée par l'étude des formes acquises dans la culture industrielle des espèces ; c'est que tout être organisé existe par cela même qu'il est dans la loi de la forme, et nous disons que toute espèce est en soi et en Dieu, parce qu'elle trouve la liberté de sa création dans la loi des antécédents ou des précédents qui remonte jusqu'au sein de Dieu.

la vie est dans la loi ; *libertas in lege*, la liberté est dans la
loi. En effet, la vie et la liberté de la genèse se puisent
et doivent toujours se puiser dans la loi. Si elles ne naissent pas dans la loi ou de la loi, c'est que la loi est arbitraire et de circonstance (1).

Cette importante proposition que nous venons d'émettre
s'applique à tous les faits matériels, intellectuels et moraux ; c'est une des plus hautes conceptions qu'il nous ait
été donné de formuler, vérité féconde qui, une fois bien comprise des savants honnêtes, doit les préserver de tout entraînement dictatorial, scientifique ou autre. En effet, qu'est-ce
que la loi? C'est l'expression visible écrite ou en image de la
vérité spirituelle dans laquelle le fait, quel qu'il soit, trouve
son libre essor, son existence normale; et par suite le fait
qu'il soit matériel, intellectuel, moral ou social, n'est plus
que la formule pensée, parlée, écrite, hiéroglyphiée, exé-
cutée ou symbolisée sous une forme naturelle de la vérité
spirituelle ou de l'esprit parfait en soi dans la loi.

Un minéral, un végétal et un animal ne sont que des
figures symboliques de la loi qu'ils représentent; ils sont
la loi vivante corporifiée ou incarnée; en d'autres termes,
ils sont l'expression, la formule morphologique de la loi
naturelle des nombres, qui est l'expression de l'esprit
en soi de la cause première appliquée par l'intermédiaire
de la loi à la vie minérale, végétale et animale.

Qu'est-ce que la vérité spirituelle? C'est l'esprit parfait
en soi de la cause première dans les lois naturelles : aussi
les lois naturelles sont-elles inattaquables et indestruc-
tibles.

(1) La loi des règnes, des divisions, des classes, des ordres, des
familles, des genres, des sous-genres, est arbitraire.

Le législateur promulgue des lois arbitraires et dicta-
toriales ; sa formule est : *vita sub lege, libertas sub lege ;* il
place la vie et la liberté au-dessous de la loi ; il est matérialiste, il ne voit que lui et la matière à diriger.

Le légiste étudie les lois de la nature : il ne fait que les
enregistrer, il découvre que là vie et la liberté se puisent
et s'exercent dans la loi (1), *vita in lege, libertas in lege ;*
il est spiritualiste, il a la sagesse en partage par cela
même qu'il comprend que toute loi naturelle vient de la
cause première spirituelle.

Dès lors, l'esclavage est l'étalon ou la mesure du matérialisme ; les méthodes arbitraires, l'esclavage des êtres,
les lois de circonstance, la dictature, les pressions, l'autocratie, l'anarchie scientifique, tout cela c'est le matérialisme de la *libertas sub lege.*

La liberté est l'étalon ou la mesure du spiritualisme, la
nomenclature légale fondée sur la loi naturelle, l'annula-
tion des titres faux, des noms abusifs, la liberté de la vie
dans la loi commune, le droit commun des êtres, la sagesse distributive, les dispositions proportionnelles et progressionnelles qui offrent à tout et à tous la liberté : c'est
le spiritualisme de la *libertas in lege.*

La loi naturelle dans laquelle les espèces trouvent la
liberté de leur genèse, est la loi que nous exprimons par
les nombres, et, par cela même, la loi des nombres est la
loi naturelle de distribution des espèces.

L'esprit de cette grande loi est l'intelligence que l'on
découvre dans la répartition particulière et générale, gra-
duée et invariable des espèces, depuis les espèces fluides

_____

(1) La loi primitive n'est autre que l'esprit de Dieu même. (Ci-
céron.)

jusqu'aux espèces organisées (1), en sorte que les savants n'ont qu'à constater les faits naturels, le rang des espèces dans leur distribution naturelle ; ils n'ont rien à classer arbitrairement par eux-mêmes.

Occupons-nous donc d'étudier la loi des nombres.

Deux faits principaux et des plus importants font ressortir la vérité de la loi des nombres ou de distribution.

Ce sont les proportions et les progressions fluides et morphologiques d'après lesquelles les espèces se distribuent.

Voyons les proportions morphologiques symboliques.

Pour se former une idée d'une quantité ou d'une grandeur quelconque, il faut les comparer avec une autre quantité ou une autre grandeur de même espèce convenue, c'est-à-dire prise pour unité. Le résultat de cette comparaison est ce qu'on appelle un nombre, une grandeur.

Si l'on compare deux quantités ou deux grandeurs quelconques de même espèce, le résultat est ce que l'on nomme le rapport ou la raison de deux quantités ou de deux grandeurs ; il en sera de même de la comparaison de deux formes naturelles voisines qui chacune symbolisent ou représentent les quantités qui les composent : le résultat sera le rapport ou la raison des deux formes naturelles. C'est bien clair !

Maintenant, qu'est-ce que la proportion morphologique que l'on découvre dans chaque espèce ? Certainement elle est le résultat des rapports convenables et égaux, des différentes parties entre elles et avec le tout : c'est l'équation.

Qu'est-ce qu'une équation ? C'est l'expression symbo-

---

(1) Sans la répartition suivant les nombres, la genèse, la génération et la reproduction eussent été et seraient impossibles.

lique de l'égalité de deux quantités ou de deux sommes
de quantités ; alors, que l'équation soit représentée par des
signes, des lettres, des hiéroglyphes ou des formes minérales, végétales ou animales, sous ces représentations elle
est toujours l'expression symbolique ou figurative d'une
proportion, ou de l'égalité de deux quantités ou de deux
sommes de quantités.

Ainsi, un animal étant donné, il est l'expression symbolique, la figure représentative de l'égalité de deux
sommes de quantités composantes placées de chaque côté
d'une ligne médiane; en d'autres termes, il est une équation naturelle morphologique et symbolique de ses quantités composantes. Une espèce qui tient sa forme de l'é-
quation de ses quantités composantes représente donc
figurativement la proportion de ces quantités (1).

Les deux membres de l'équation animale sont les
quantités impondérables et pondérables placées à droite et
à gauche de la ligne médiane, chez les animaux; chaque

_____

(1) Les Assyriens et les Égyptiens ont placé leurs statues et leurs
sphinx sous des poses qui nous ont toujours fait penser qu'ils pouvaient avoir connu l'équation animale symbolique, c'est-à-dire que
les espèces représentent l'égalité de deux sommes de quantités placées de chaque côté de la ligne médiane, et qu'ils voulaient ainsi
transmettre cette loi naturelle qui représentait l'équation spirituelle.

Pour nous, l'élévation de deux mains simultanément indique
l'équation spirituelle, la justice, la demande ou l'affirmation équitable, la proportionnalité.

Pour nous encore, l'élévation d'une main montrant deux doigts
qui se touchent, ce que l'on voit encore chez beaucoup de statues
du moyen âge, voulait exprimer l'équation spirituelle et divine, la
justice, l'accord spirituel du principe et de la substance en Dieu
et dans les choses créées. Les copistes ont pu en faire un mouvement de commandement.

espèce est donc proportionnelle par sa forme dans la progression spécifique à laquelle elle appartient.

Si une forme animale est, par cela même qu'elle est forme, une figure symbolique, une équation figurative de l'égalité de deux sommes de quantités, et ceci où nous en sommes de notre travail n'est plus réfutable, il en résulte que l'animal lui-même est l'expression des rapports égaux de ses parties entre elles et avec son tout, c'est-à-dire de ses éléments proportionnels constituants.

Les propriétés des espèces, savoir : la forme, la pesanteur, la densité, la texture, la composition, la couleur, l'odeur, la saveur, l'élasticité, etc., des espèces proviennent des quantités impondérables et pondérables proportionnelles à l'espèce.

Les quantités par leur *répartition proportionnelle* de chaque côté d'une ligne médiane, d'un nœud vital ou d'un point d'évolution, produisent le stabilisme de l'espèce et la symétrie; en sorte que la symétrie dans chaque espèce est le signe anatomo-physiologique de l'*équation animale*, qui elle est l'expression physiologico-symbolique d'une proportion ou de l'assemblage de deux rapports égaux ou de quantités égales séparées par une ligne médiane.

Un minéral, un végétal et un animal sont des figures symboliques ou équations naturelles qui représentent les proportions constantes des matériaux impondérables et pondérables qu'ils ont en eux.

Ainsi chaque équation naturelle est proportionnelle à l'espèce symbole.

*Mais si chaque espèce est constituée par des quantités égales placées de chaque côté d'une ligne médiane, d'un nœud vital ou d'un point d'évolution, elle trouve alors la liberté de sa genèse ou de sa reproduction dans la loi naturelle des nombres par une distribution supra-intelli-gente de ses facteurs* (1).

Dans chaque espèce nous trouvons : 1º l'*équation de stabilisme* établie par l'alliance proportionnelle des quantités mâle et femelle des fluides organiques (2) et paternel et maternel, alliance qui rend l'espèce stable pendant sa vie par une distribution bilatérale ou rayonnante, toujours semblable, des matériaux nutritifs, d'où la fixité de l'espèce;

2º L'*équation morphologique*, d'où la proportionnalité de l'espèce dans les rapports généraux des formes constituantes ;

3º L'*équation de symétrie*, d'où le *symbolisme* de l'espèce dans l'égalité des quantités constituantes.

Quoi de plus beau que ce que nous venons de dire ? Partout, chez les espèces où les équations sont dérangées, il y a vice de formation et de conformation, car la proportion doit exister dans toutes les parties : c'est la loi. Les équations naturelles, c'est-à-dire des espèces matériales, végétales et animales, sont toujours dérangées par des causes accidentelles.

L'équilibre des facteurs organiques ne peut s'établir que dans la loi des rapports, c'est-à-dire celle du lieu, du milieu et du moment *convenables* à la genèse, à la génération et à la reproduction.

(1) Toutes les fois qu'il y a déviation, absence ou excès de la forme naturelle, cela est dû à une cause accidentelle ou à une cause industrielle qui joue le même rôle.

(2) Il est nécessaire de savoir que, dans la génération, le père fournit au fils des fluides organiques mâle et femelle provenant de ses précédents; que la mère fournit également au fils des fluides organiques mâle et femelle provenant de ses ancêtres.

3

En sorte que l'on saura maintenant que *le lieu, le milieu* et *le moment non convenables* ne sont pas la loi, mais le contraire de la loi des rapports et de la genèse normale ; car ils donnent des vices de conformation, des étiolements, des dégénérescences, des déformations, des domestications, des métis, des mélis, des races confuses.

Qu'est-ce donc que l'harmonie ? mais c'est le résultat de la justesse des diverses proportions et des diverses progressions naturelles des composants d'un tout, résultat qui prouve cette justesse par la perpétuité de l'ensemble; peu importe que ce tout soit l'espèce ou la loi, l'univers ou Dieu. Quoi qu'il en soit, la loi des nombres est la loi divine d'harmonie; on la découvre tout aussi bien dans un minéral, un végétal et un animal, que dans l'ensemble de la nature.

Indépendamment de la proportion morphologique propre à chaque espèce, les espèces forment entre elles également des proportions; et maintenant cela se conçoit de soi-même. Ainsi, par exemple, l'on peut dire que la perdrix surpasse la caille, comme le coq surpasse le faisan, ou :

Caille : perdrix : : faisan : coq.

Ou :

Panthère : jaguar : : couguar : lion.

Ces espèces représentent une proportion par les rapports égaux, symboliques, des nombres qui les constituent, rapports qui ne sont que leurs caractères naturels.

La proportion morphologique ne peut être étudiée de la même manière et avec la même facilité que la proportion arithmétique. Ainsi on ne peut affirmer que le produit des extrêmes égale celui des moyens, ce qui pourrait être vérifié par le mariage ou l'analyse chimique.

Mais il est facile de comprendre qu'une proportion morphologique est formée de rapports semblables, comme la proportion arithmétique est formée de rapports égaux, et que les rapports semblables indiquent les rapports égaux.

Indépendamment des proportions morphologiques matériales, végétales et animales, dans lesquelles la *taille des espèces* n'est rien, mais où la figure de la forme est tout, on peut rencontrer des proportions morphologiques continues dans chaque groupe d'espèces voisines, et par conséquent semblables.

Nous n'avons pas besoin d'aller plus avant pour démontrer que les espèces sont proportionnelles dans leurs rapports réciproques.

D'après ces considérations, il est acquis à la physiologie que les espèces constituent symboliquement : 1° isolement des proportions fixes; 2° ensemble des proportions continues lorsqu'elles sont semblables, avec certaines différences fixes.

Voilà d'importantes révélations ! Voyons maintenant les progressions morphologiques symboliques.

On appelle progression par différence, une suite de nombres tels que chacun surpasse celui qui précède ou en est surpassé par un nombre constant qu'on nomme la raison, ou la différence de la progression.

On doit savoir qu'un nombre n'est que l'expression du rapport de ce nombre à son unité, de même qu'une espèce, un caractère, ne sont que l'expression du rapport de cette espèce ou de ce caractère à un type pris pour unité.

Il en résulte que chaque espèce, chaque caractère, vis-à-vis d'un type pris pour unité, joue le rôle des quantités dont ils sont les symboles naturels et qui les constituent.

Eh bien, dans une progression matériale, végétale ou animale, chaque espèce présente des caractères morphologiques particuliers que l'on nomme caractères spécifiques. Ce sont ces caractères spécifiques qui constituent la raison, c'est-à-dire le rapport par différence dans la progression morphologique; le rapport par différence étant le résultat de la comparaison de deux quantités ou de deux grandeurs inégales entre elles, ou de deux formes ou de deux caractères inégaux entre eux, sera la partie soustraite dans chaque espèce, c'est-à-dire les caractères spécifiques.

En sorte que le rapport par différence dans la progression spécifique, par exemple, sera représenté figurativement et symboliquement par les caractères spécifiques propres à chaque espèce, qui pourront être soustraits par la pensée dans la comparaison de chacune des espèces d'une progression spécifique avec l'espèce-type prise pour unité, ou même avec l'espèce qui précède celle que l'on compare.

Ainsi, un rapport par différence est le résultat de la soustraction d'un nombre comparé avec un autre nombre différent, ou bien le résultat de la soustraction d'une grandeur comparée avec une autre grandeur différente, ou bien encore le résultat de la soustraction d'une forme ou d'une propriété physique comparée avec une autre forme ou une autre propriété physique différente, et dans ce dernier cas la comparaison, et la soustraction qui en résulte et qui constitue le rapport par différence, portent sur les caractères spécifiques.

Voici deux progressions, l'une croissante:

$\div$ 2. 5. 8. 11. 14. 17. 20. 23. 26. 29.

L'autre décroissante:

$\div$ 60. 55. 50. 45. 40. 35. 30. 25. 20.

On le voit, ces deux progressions sont des suites de proportions, car les différents termes sont égaux au premier, plus la différence spécifique de chaque terme, et pour citer la première on peut dire :

$\div$   $2 =$ unités.

$5 = 2$   unités $+$ 3 de différence.

$8 = 5$   unités $+$ 3 de différence.

Mais on peut dire aussi : 2 : 5 :: 8 : 11. La progression et la proportion continue sont donc expliquées.

Il en est de même pour les progressions matériales, végétales et animales. Donnons un exemple :

$\div$ Corvus corax, corvus corone, corvus cornix, corvus frugilegus, etc.

Ces oiseaux, par leurs caractères semblables et leurs caractères différents fixes constituent ensemble une proportion symbolique continue qui, par leurs caractères différents, devient une véritable progression symbolique spécifique.

Ainsi chaque espèce d'une progression spécifique est égale à l'espèce-type prise pour unité par les caractères semblables ; mais elle présente un rapport de différence par les caractères particuliers ou spécifiques en plus ou en moins, et cela nous fait dire qu'il existe des progressions spécifiques croissantes et décroissantes. Ce que nous venons d'exprimer s'applique aux progressions morphologiques de tous les degrés.

Les caractères spécifiques propres à chaque espèce sont des symboles ou figures représentatives des quantités composantes; ils produisent ce que l'on nomme *la diversité*, et par cela même *la diversité* est le résultat des rapports des quantités composantes; elle naît donc dans la loi naturelle des nombres, comme la symétrie.

En nous résumant, nous voyons que chaque espèce est

le symbole d'une proportion particulière qui lui est inhérente par les quantités égales des matériaux impondérables et pondérables constituants, placées et distribuées de chaque côté d'une ligne médiane, d'un nœud vital ou d'un point d'évolution; que les espèces voisines sont proportionnelles et progressionnelles entre elles par les caractères semblables et les caractères de différence qui sont des symboles des rapports de différence, des quantités constituantes.

Ainsi la loi de distribution des espèces que nous exprimons par les nombres est une loi toute spirituelle, par cela même que la nature y trouve son libre essor.

Maintenant que nous l'avons étudiée, nous comprenons facilement que si les lois arbitraires et d'autorité viennent des hommes, celles dans lesquelles se puise la liberté de la genèse viennent de la cause première dispensatrice, c'est-à-dire de Dieu !

Par la découverte de la loi naturelle de distribution, nous avons donc rattaché l'histoire naturelle à la physiologie, la physiologie aux sciences mathématiques, et les sciences, en général, au spiritualisme par l'esprit des lois, en prouvant que les lois naturelles sont d'origine spirituelle.

Ce dernier fait est un grand événement qui calmera l'ardeur des législateurs et fermera les boutiques et les fabriques de lois arbitraires.

Ces vérités se feront jour malgré les intérêts mesquins et égoïstes qui voudraient y mettre obstacle, et comme elles sont écloses dans notre esprit, nous remplirons le plus saint des devoirs en faisant tout pour les répandre; les savants honnêtes feront comme nous; les vérités ne nous élèvent-elles point à Dieu?

Assis un jour au bord d'un ruisseau, à l'ombre des
saules, nous vîmes le tournant de l'eau qui formait au
milieu même de son cours un petit monticule de sable;
les matériaux trop légers ne pouvaient servir à sa formation, car ils étaient entraînés par le courant, et chaque fois
que nous détruisions le monticule, il se reformait de la
même manière. Pour que le phénomène eût lieu, il devint
évident pour nous qu'il fallait la quantité de grains de
sable, la qualité par les quantités dans chaque grain de
sable et la quantité de force mécanique formatrice.

Nous avions dès lors découvert, par une sorte d'analogie,
la loi physiologique des nombres que nous avons retrouvée
partout, sous la forme vitale, dans la constitution et la distribution organiques et générales des espèces de la nature
que l'esprit de cette loi grandiose remplit de l'harmonie
divine.

### La mutation perpétuelle de la matière.

Dans le vaste univers, la liberté de la génération et de
la reproduction offre un rapport égal à celui de la liberté
de la décomposition, et par cela même que la cause première est universelle, ces deux rapports sont proportionnels entre eux et proportionnels à l'universalité de la cause
première spirituelle; la vie générale (1) ne pouvait s'exer-
cer qu'à ces conditions. Il fallait que la génération, la
reproduction et la décomposition trouvassent simultanément

_____

(1) Les Phéniciens représentaient, dit-on, la vie générale par le
cercle du serpent qui se mord la queue, pour exprimer que la fin
amenait sans cesse un nouveau commencement. Pour eux la vie
était un cercle sans issue.

leur essor complet dans la loi naturelle des nombres par
des associations de composants se réunissant perpétuellement en proportions et en progressions de quantités ; en
sorte que la décomposition même est la vie, puisqu'elle
est la réduction de l'individu à ses éléments constituants,
et que ces éléments forment immédiatement de nouvelles
reproductions matériales, végétales et animales qui symbolisent leurs quantités constituantes.

Si les individus s'étaient perpétués, toute liberté de génération et de reproduction disparaissait dans l'état même de
cette perpétuité égoïste ; la perpétuité des êtres séparés est
donc contraire à la liberté de la génération ; elle est contraire à toutes les libertés de la genèse.

En effet, une fois tous les matériaux employés à la formation restreinte d'un globe terrestre, par exemple, et des
accessoires minéraux, végétaux et animaux, si les individus
s'étaient perpétués, il n'eût pu y avoir de reproduction,
par cela même que la décomposition aurait manqué, et,
dans le cas de perpétuité de tous les individus, aucun n'eût
dû se nourrir des autres ou servir aux autres de nourriture ; alors tous les mouvements de la vie, c'est-à-dire
ceux des fluides impondérables, organiques, ceux des corps
simples et composés, ceux des espèces astronomiques, ceux
des espèces organisées, les décompositions, les reproductions, nous le concevons en notre esprit ; le tout se serait
annulé dans une existence constante, immobile et impossible.

La perpétuité des individus s'oppose donc à la vie, à la
liberté de la vie ; car si les espèces ne prenaient point de
nourriture, la reproduction des corps élémentaires nutritifs
et celle des espèces organisées nutritives deviendraient
inutiles.

Et dans le cas où les espèces restant perpétuelles se seraient mangées sans qu'il y eût libre reproduction, à un moment donné, ayant tout usé, la dernière aurait mangé l'avant-dernière, puis serait morte sur un amas de détritus indescriptibles et sans but.

Dans l'être en Dieu, la vie : c'est la genèse, la destruction, la décomposition, la génération, la reproduction ; aussi les espèces passent-elles par la naissance, le libre essor végétatif et l'apoterme, puis elles se détruisent ou se décomposent, et de leur décomposition même proviennent de nouvelles générations minérales, végétales et animales. C'est à ce fait persistant de la transformation des individus par les matériaux de formation que nous donnons le nom de mutation perpétuelle de la matière.

C'est donc une loi naturelle que celle de la mutation (1) perpétuelle de la matière ; nous en avons montré l'esprit. On ne pourra pas venir nous dire que cette loi, toute spirituelle par son origine, par ses effets et par son but, est le résultat des propriétés physiques, des modes ou des espèces ; car alors nous demanderions d'où viennent les propriétés physiques, et nous arriverions bientôt à la loi des nombres, cette source de leur existence, et à la cause première dispensatrice dans laquelle s'exerce toute genèse.

La durée de toutes les existences prises individuellement est proportionnelle au rôle, au but, à la mission des individus.

De la loi de la mutation perpétuelle de la matière se déduisent les faits suivants : que les individus des espèces et leurs propriétés sont instables, tandis que les lois natu-

---

(1) Le mouvement universel, comme les mouvements naturels partiels, sont le résultat des générations, des combinaisons, des genèses ; le mouvement n'est qu'un effet.

relles sont immuables, comme symboles parlant de tous les
êtres en soi.

D'où l'on peut dire : par l'existence réelle en soi,
c'est-à-dire dégagée du symbole matériel : je suis, tu es,
il est parfait; donc j'ai été, tu as été, il a été parfait;
donc je serai, tu seras, il sera parfait. Par cela tous les
types parfaits ou purs existent dans la loi et en soi en
Dieu. Ainsi nous avons été, nous sommes et nous serons.
Il y a donc des résurrections et des incarnations successives, comme il y a des décompositions et des destruc-
tions successives. Les types impurs n'étant pas dans la loi,
qui n'admet que les types parfaits, ils n'existent que pas-
sagèrement et par accident. Soyons parfaits.

Le but de la perpétuité de la mutation de la matière
est l'entretien de la vie, tandis que le but de la loi des
proportions et des progressions ou des nombres est la
distribution équitable suivant les six propriétés génésiques
légales dont nous parlerons plus loin, et qui établissent
l'harmonie parmi les espèces, et toutes ces prévoyances
ne peuvent naître de propriétés séparées ou groupées par
l'homme, et purement matérielles, tangibles et instables;
les seules propriétés des individus isolés ne peuvent donc
expliquer les faits de haute sagesse distributive, les lois
naturelles, immuables.

Les fluides impondérables ont pour propriété d'être toujours en mouvement pour organiser ou désorganiser les
individus, en rapprochant ou en séparant les éléments
pondérables de constitution; mais la qualité de leur action
et de leurs diverses actions motrices si multipliées, aussi
bien dans la vie de décomposition que dans celle de composition, d'organisation et de relation, *dépend* de leurs
quantités associées pour chaque action motrice.

Ainsi les quantités des fluides impondérables organiques qui président à la composition, à l'organisation et aux relations d'un animal gigantesque, ne sont point les mêmes que celles qui distribuent la matière et la vie chez un individu microscopique ; il en est de même dans toutes les progressions des espèces. D'où il résulte que le mouvement, cette propriété des fluides impondérables, est en rapport avec les quantités associées de ces fluides organiques et moteurs qui trouvent en cela leur liberté d'action motrice dans la loi des proportions et des progressions, la loi des nombres.

Les propriétés naissent donc des quantités ou des nombres proportionnels et progressionnels.

Pourrait-on admettre que l'esprit parfait que l'on découvre dans la loi naturelle exprimée par les nombres, soit une propriété de la matière? Non, ce n'est pas possible, puisque l'esprit de la loi survit en soi à la destruction des individus et des modes, et que la matière elle-même y puise sa détermination ou son existence tangible.

L'esprit de la loi naturelle des nombres est tellement antérieur aux modes, aux individus et aux espèces, que si un homme n'ayant aucune connaissance géométrique voulait bâtir un monument, il serait forcé de découvrir la loi des proportions ou des nombres, et de l'exécuter dans sa construction artificielle, sous peine de ne pas réussir.

Toute création naturelle ou artificielle se produisant d'après la loi des nombres, l'harmonie s'étend à toute la nature dans les rapports de la substance, de la force et de la mesure.

La loi naturelle dans son esprit est la vérité, la perfection entière. Eh bien, beaucoup d'individus, de modes et d'espèces, par des causes accidentelles qui produisent des vices d'état, des vices de conformations, des vices de fonctions, n'arrivent point à la perfection entière, à la représentation parfaite et symbolique de la loi des nombres; il n'en est pas moins vrai que la loi existe, elle est esprit pur et parfait en soi avant d'être appliquée, et symbolisée par les individus, les modes et les espèces.

Il est donc bien vrai, d'après ces considérations profondes, qu'il en est de même de l'âme qui existe en soi spirituelle comme esprit pur et légal, avant d'être symbolisée par l'âme du corps, l'âme matérielle, organique et cérébrale; l'imperfection de l'âme matérielle, ses vices d'état ne peuvent pas atteindre l'âme spirituelle ou en soi et en Dieu.

La loi est donc une émanation de la cause première dispensatrice par son esprit en soi; elle est antérieure aux espèces tangibles instables qui la symbolisent, lorsqu'elles sont créées naturelles et parfaites.

Si nous tenons particulièrement à bien faire comprendre que la loi naturelle de distribution exprimée par les nombres et symbolisée par les espèces est, *par son esprit en soi, antérieure* aux propriétés de la matière et à celles des espèces tangibles, que par conséquent, cette loi d'harmonie universelle est d'origine spirituelle ou divine par son esprit, *c'est que tout le spiritualisme repose sur l'initiation des hommes à la conception de l'être en soi.*

De l'être en soi ou spirituel et de l'être matériel symbolique;

De l'être en soi, de Dieu, et, de la création de l'univers, suivant les nombres qui expriment son harmonie.

On doit savoir aussi que tous les êtres individuels parfaits, que toutes les espèces naturelles, que toutes les lois naturelles existent en soi dans la cause première, spiri-

tuelle et dispensatrice, c'est-à-dire au sein de Dieu où
toutes ces existences résident antérieurement et indépendamment de leurs symboles tangibles, représentatifs ou
matériels et créés.

Ainsi, tout ce qui est tangible est instable ; tout ce qui
est réellement spirituel est stable en soi ; tout ce qui est
impur et imparfait au physique et au moral, est accidentel
et périssable, parce que ce sera toujours en dehors de
l'équation spirituelle et rejeté du sein de Dieu (1).

Mais continuons :

Le fluide de la lumière en proportions convenables allie,
combine les impondérables chimiques et associe les pondérables et les espèces.

Le fluide de la chaleur en proportions convenables
désorganise, dissout, dilate les pondérables et les espèces
en impondérables chimiques.

Le fluide de l'électricité en proportions convenables
gazéifie, liquéfie, solidifie les impondérables chimiques et
organise les pondérables et les espèces.

Voilà les trois fluides organiques.

Les propriétés motrices de ces fluides organiques que
nous faisons entrevoir, puisent sans cesse leur activité dans
la loi des proportions et des progressions, la loi des nombres.

En indiquant ici les actions motrices des fluides organiques, nous avons eu l'intention de faire comprendre que la
mutation perpétuelle de la matière n'est point bornée au
globe terrestre, qu'elle s'étend à tout ce qui existe de matériel, qu'elle n'est pas davantage limitée à certains modes
matériels, qu'elle est sans limites et sans bornes, et que

(1) Avis aux gens méchants et injustes.

c'est par la réduction des modes pondérables en modes impondérables que la mutation perpétuelle de la matière peut s'opérer dans l'univers d'après la loi naturelle des nombres. En effet, les fluides impondérables qui ont dans certains cas pour propriétés la lumière, la chaleur et l'électricité, établissent la mutation perpétuelle de la matière entre les globes.

La terre ne les reçoit-elle pas avec évidence, surtout du soleil par dégradation de quantité, depuis l'équateur jusqu'aux pôles sous la forme organique, et ne les rend-elle pas des pôles à l'équateur par dégradation de quantités sous la forme chimique?

*Nous proclamons donc ici que la mutation perpétuelle de la matière s'exerce dans tout l'univers.*

Un globe qui en reçoit plus qu'il n'en donne, se développe, augmente ses corps, ses espèces ; son organisation s'améliore, il vit dans son libre essor, il grandit.

Mais un globe qui en rend plus qu'il n'en reçoit, s'atrophie, diminue ses corps, ses espèces ; son organisation s'appauvrit, sa vie se perd ; il finit par disparaître de la carte de l'univers.

Ce que nous venons de dire peut expliquer la genèse, la vie et la fin d'un globe terrestre. Quand la vie organique a abandonné un globe, il en est réduit à sa vie chimique, il se décompose lentement. Notre terre est encore à l'état de première enfance.

Si la mutation perpétuelle de la matière n'était point appliquée à tout l'univers, n'y aurait-il pas bientôt une immense cause accidentelle et finale pour notre terre ; la loi des nombres serait absurde alors par cela même qu'elle n'admet que les opérations graduées ou proportionnelles ; si la vie était bornée à chaque globe, chaque cercle vital

serait si petit, si relatif, que la vie *générale du grand
tout de l'univers ne se comprendrait plus.*

Si l'accaparement en idée par l'homme de la vie sur sa
planète peut plaire à certains esprits matérialistes, sortes
de parasites disposés, vivant dans les sectes, à aimer
par trop les lois arbitraires qui semblent les protéger, et
à souiller les lois naturelles de leur dédain ; pour les spiritualistes qui chérissent les lois naturelles, il y aura toujours heureusement cette preuve de la mutation perpétuelle et universelle de la matière, savoir : que le soleil
nous envoie sans cesse des fluides impondérables, sources
de notre existence, et qui nous réchauffent, nous colorent,
nous organisent et nous combinent.

*Le soleil est le vitellus nutritif de notre système plané-
taire.*

La migration des fluides chimiques et organiques impondérables est positive et indiscutable.

L'instabilité des êtres matériels est constante et reconnue.

La perpétuelle mutation de la matière est une loi spirituelle, sage, certaine ; il y a donc transmigration des âmes
matérielles, transmigration que l'on pourra étudier par les
nombres : *vita in lege !*

Mais pour que la mutation pût s'effectuer perpétuellement, il a fallu que, suivant les nombres, il naquit sans
cesse des alliances entre les rayons impondérables pour
former des circuits vitaux dans l'univers et chez les individus ; ce sont même ces circuits plus ou moins circulaires
des fluides impondérables qui produisent les mouvements
de la vie physiologique générale et particulière, en établis-
sant le stabilisme relatif des effets, des individus et des

espèces, par une circulation utile ou nutritive des matériaux de formation.

Il a fallu qu'il existât aussi des causes naturelles et des causes accidentelles qui fissent que les circuits des fluides moteurs cessassent d'exister subitement ou en s'affaiblissant peu à peu ; c'est ce qui fait que le stabilisme des effets, des individus et des espèces cesse d'exister subitement ou en s'affaiblissant peu à peu.

Que ce soit par une cause accidentelle ou par une cause de vieillesse, d'incrustation, que les proportions fluides des circuits cessent ou s'affaiblissent chez les espèces, toujours est-il que les circuits fluides vitaux, à un moment donné, ne sont plus naturels ou proportionnels aux effets, aux individus, aux espèces, qui sont alors voués à la destruction, et c'est cette destruction même qui établit la mutation perpétuelle de la matière ; car dans le but des nouvelles naissances, quelles qu'elles soient, il naît aussitôt la décomposition des êtres, de nouveaux circuits fluides qui meuvent et organisent les éléments de formation des individus qui ont cessé d'exister.

Ce qu'il faut alors enseigner, c'est que la loi de la mutation perpétuelle de la matière nous apprend à ne point être égoïste de notre individu matériel et symbolique, qui fait partie du grand tout de l'univers (1).

La loi des proportions et des progressions, la loi des nombres, nous fait comprendre aussi que les types des formes parfaites restent en soi dans l'esprit de Dieu après la destruction de leurs symboles respectifs, matériels ou cor-

_____

(1) A la destruction, les matériaux impondérables et pondérables constituant des espèces organisées qui cessent d'exister, rentrent dans la vie matérielle, qui plus tard les rend à la vie organique.

3.

porels, qu'ils peuvent par conséquent s'incarner ou se reproduire en symboles corporels, à certains moments. Il y a
donc des résurrections symboliques par voie de genèse
ovulaire (1) ou par reproduction maternelle.

Ainsi les types en soi sont inhérents à l'esprit même de
la loi en Dieu, et par cela même demeurent antérieurs et
postérieurs à la naissance et à la destruction de leurs symboles matériels qui les représentent figurativement.

C'est une étude bien utile que celle de la mutation perpétuelle de la matière ; n'est-ce pas sur elle que repose
l'instabilité des effets, des modes, des individus, des espèces
et des propriétés?

En sorte que nous pouvons dire : tous les symboles de
la loi des nombres qui sont les effets et les productions de
la nature sont instables et se détruisent en se transformant.
Mais l'esprit de leur loi d'existence, qui représente la loi
en soi et en Dieu, est l'indestructible cause de ces effets
et de ces productions ; car tout être parfait est stable en
soi, et lorsqu'il est par cela même dégagé de la matière,
organisée en symbole qui le représente, il fait partie sans
transfiguration possible et aucune de la cause première
spirituelle enfin, de Dieu, qui s'était rendu tangible sous
une forme symbolique.

Maintenant nous sommes bien près de comprendre la
genèse.

Car la matière elle-même qui la crée, quels sont ses
éléments constituants?

Elle ne peut être que Dieu lui-même, c'est-à-dire que la
substance spirituelle, principe elle-même à l'état déter-

(1) Voyez *Principes d'Adénisation*, page 10, par J.-E. Cornay.
Paris, grand in-18, 1859, et *Morphologie humaine*, 1850.

miné, rendue tangible par la loi créatrice ; la matière est donc la substance spirituelle principe légalisée : c'est la matérialisation divine dans le principe légal des corps et des espèces.

Il est évident que dans la matérialisation de la substance spirituelle principe, cette substance divine, quoique dévoilée et rendue tangible par la loi, reste pure, immaculée, c'est-à-dire en soi spirituelle absolue et universelle, renfermant encore toutes les facultés, tous les accords indéterminés.

Ces accords indéterminés de la substance spirituelle principe devenant tangibles, toniques, la loi est rendue sensible, est donnée, la matière est créée, légalisée, et c'est dans ces accords toniques de la matière légale que nous apercevons, l'harmonie exprimée par les espèces et que nous exprimons par les nombres, par les proportions et les progressions ; nous ne possédons pas d'autres moyens de l'exprimer, à moins que ce ne soit par la contemplation, l'adoration et le recueillement.

Désormais le principe légal des corps et des espèces est la matière, matière fluide formée d'accords tangibles fluides, qui par leurs mariages vont donner naissance aux fluides impondérables, qui, en réagissant et en s'associant suivant les nombres proportionnels et progressionnels, produiront la genèse des espèces matériales, végétales et animales.

Les accords toniques fluides sont eux-mêmes la matière légalisée par la loi d'harmonie ou des nombres ; comme principe légal des corps et des espèces, ils ont en inhérence la substance principe spirituelle, où les trois éléments ou antécédents immatériels unifiés et inséparables.

C'est donc en s'attribuant les rôles des accords toniques,

que nous nous représentons en idée par des tonalités proportionnelles et progressionnelles, que la substance principe
spirituelle devient déterminée et se dévoile à nos regards.

Les accords toniques, la matière, la substance simple
tangible, le principe légal des corps, sont une seule et
même chose ; c'est la substance spirituelle principe dévoilée
et devenue matérielle par la loi (1), qu'elle symbolise alors
et qu'elle exprime.

### De l'acception du mot genre en physiologie.

Il est des questions de principe qui, par une appréciation
exacte, peuvent fournir à une époque une vie nouvelle et
puissante en ouvrant aux sciences un horizon nouveau
et un avenir certain.

Telle est la question de la distribution théorique des espèces d'après la loi naturelle, qui comporte la transformation de la nomenclature artificielle linnéo-cuviérienne (2)
en une nomenclature positive qui exprime cette loi de la
création, cette loi de la genèse, cette loi des nombres proportionnels et progressionnels que nous avons découverte
ou formulée ; telle est aussi la question que soulève la

(1) La substance principe spirituelle dévoilée, c'est-à-dire deve-
nue matière, était représentée par Isis, sans voile, chez les anciens
Egyptiens ; par Vénus impudique, chez les Grecs. N'est-ce pas la
Madeleine pécheresse chez nous ? Tandis que l'Isis voilée, la Vénus
pudique, la Vierge immaculée, représentent la substance divine.
C'était et c'est encore le culte des images et l'idolâtrie spirituelle.

(2) Cuvier n'a point été le premier à suivre le système méthodique de Linné ; voyez entre autres Brisson.

définition du genre une des plus graves de la physiologie.

En nous élevant à cette hauteur, nous dominons toute
la nature, et nous n'y découvrons que des espèces fixes
toutes les fois qu'elles naissent, vivent et se reproduisent
dans la loi des rapports, ou du lieu, du milieu et du moment convenables, c'est-à-dire proportionnels à leur type
primitif en soi, et dont la stabilité organique dans la reproduction est basée sur deux êtres particuliers, le mâle et
la femelle, dont le premier devient fécondant et le second
fécondé.

Nous ne voyons dans la nature que deux grands genres,
le genre mâle et le genre femelle; ce sont les deux leviers
de la genèse, de la génération et de la reproduction, le
plus haut fait physiologique de la nature, le fait principe
de la genèse.

Le mot genre vient du mot grec γενος, lignée, race ; sexe,
de γεννάω, engendrer, produire.

Le mot lignée veut dire descendance, succession d'individus dans l'espèce ou dans la race.

Le mot race indique un type particulier le plus souvent
obtenu par la domestication ou par convention d'alliance;
on peut multplier les races par l'intermédiaire des rapports
contre nature, elles sont donc des vices de la *proportion
génésique* attribuée à l'espèce dont elles dérivent.

Le mot espèce exprime un typé particulier ; mais dans
la proportion génésique on peut définir l'espèce, un
symbole différentiel ou un terme proportionnel et progressionnel ; c'est-à-dire un être ayant des caractères
semblables à ceux d'autres êtres et des caractères particuliers, formant en lui-même des rapports égaux et des rapports de différence. Le mot genre caractérise ce qui pro-

duit dans l'espèce, c'est-à-dire les sexes; c'est à la famille de l'espèce qu'il doit être appliqué. Il désignera alors pour nous désormais les deux êtres producteurs et reproducteurs; nous dirons, par exemple, l'espèce lion, genre mâle, genre femelle ; au lieu de dire l'espèce mâle, l'espèce femelle comme on le dit encore, en sorte qu'il existe deux espèces dans l'espèce avec les naturalistes.

Il est nécessaire de fixer la valeur des mots en physiologie ; peu nous importe les anciennes habitudes ; les sciences se transforment avec le temps et surtout les nomenclatures arbitraires.

Les mots doivent exprimer le plus possible les faits naturels. Le mot genre, employé jusqu'à présent à désigner un groupe d'espèces différentes ayant quelques rapports, présente un inconvénient grave pour nos travaux; car il ne peint pas ce qui est naturel dans le groupe, la progression spécifique.

Notre découverte de la progression spécifique nécessite de ne pas rejeter le mot genre; et que nous l'appliquions à l'être masculin et à l'être féminin dans l'espèce, on dira le genre mâle et le genre femelle. Où est le mauvais côté de cela?

Au reste, le mot genre dans son acception actuelle est arbitraire, « c'est, dit Cuvier (page 8 de son *Règne animal*), pour éviter cet inconvénient, savoir : Que pour distinguer de tous les autres un être pris isolément, il serait nécessaire de faire entrer dans son caractère sa description complète, que les divisions et subdivisions ont été *inventées*. L'on compare ensemble seulement un certain nombre d'êtres voisins, et leurs caractères n'ont besoin que d'exprimer leur différence qui, par la supposition même ne sont que la moindre partie de leur conformation, une telle

réunion s'appelle un genre. » Nous le demandons en cons-
science, si toutes ces inventions sont de la pure *physiologie*, non! est-ce de l'histoire de la nature? pas plus! c'est
de l'histoire naturelle !

On dit : genre *felis*, pour exprimer le groupe de tous les
animaux ayant des ongles rétractiles, par exemple ; et
comme tous ces animaux ne peuvent se marier ensemble
et produire, ce genre est faux et mal établi ; il comprend
plusieurs de nos progressions spécifiques.

Les naturalistes disent aussi : le genre *homo*, pour exprimer le groupe des variétés humaines (1). Ce genre
est une progression spécifique normale, puisque toutes
les espèces humaines peuvent se marier et produire.

Cette acception inexacte, puisqu'elle ne peint pas la loi
naturelle des nombres, ne peut donc pas nous servir en
physiologie. Prenons pour la physiologie des acceptions
positives, sans cela point de réalité.

On définit le genre, toujours en histoire naturelle, par
ce qui est commun à plusieurs espèces. Voici une proposition malheureuse, car ce qui est commun, bien plutôt
semblable chez plusieurs espèces, constitue une proportion
continue, et les caractères différents constituent d'autre
part une progression par différence.

Chaque espèce est soi, est bien soi ; les espèces n'ont
rien de commun, elles ont des caractères semblables ou
différents ; ce qui le prouve surabondamment, ce sont les
métis proportionnels.

Les naturalistes ont donc fait ici, comme partout, de

(1) Nous disons nous : des diverses espèces humaines ; les savants
disent : des variétés ou des races humaines. Pour eux il n'existe
qu'une espèce humaine, qui a produit toutes les races de, la
terre.

l'arbitraire, sans s'en douter, en donnant au mot genre un emploi aussi large.

La physiologie ne peut tolérer d'acception arbitraire, car elle ne serait pas la physiologie, et la physiologie doit être la véritable base de l'histoire de la nature.

Toutes les sciences spéciales lui viennent en aide ; elle ne doit rien adopter ou rien créer d'artificiel.

Le mot genre des naturalistes n'exprimant point un fait régulier et naturel (ils l'ont même souvent remplacé par ceux de tribu, collection, etc.) dans son actuelle acception, il appartient à l'histoire naturelle, ce nouveau chaos à débrouiller.

Mais comme il annonce la génération, il s'agit de lui créer un usage; il faut le conserver, et l'employer désormais à désigner le générateur et la génératrice dans l'espèce.

Ainsi, laissant de côté son acception présente, que nous nommons ancienne, nous n'admettrons en physiologie que deux genres, le genre mâle et le genre femelle, s'élevant des rayons impondérables les plus élémentaires, c'est-à-dire du sein de la matière jusqu'aux animaux les plus perfectionnés, après s'être caractérisés, sur la scène de l'univers, dans toutes les progressions spécifiques, matériales, végétales et animales. Comme nous venons de l'expliquer, l'acception du mot genre des naturalistes exprimait (1) ce qu'il y avait de commun, d'après eux, à plusieurs espèces. Il n'a donc jamais voulu dire : progression spécifique.

Nous avons donné le mot positif de progression spécifique à chaque groupe spécifique harmonique du deuxième

(1) Ce matérialisme païen, si éloigné de la loi naturelle et divine, pourrait-il avoir encore des fervents ?

degré. La progression spécifique n'est pas tout à fait comme groupe d'espèce, ce qui était le genre ancien, car il y a beaucoup de ces genres dits naturels qu'il faut scinder pour comprendre la progression réelle des espèces, la progression spécifique.

Parlons de la progression spécifique.

Si chaque espèce supérieure, etc., est le produit de matériaux particuliers impondérables et pondérables de formation, en quantités proportionnelles et progressionnelles, ce que l'on ne peut contester, il est évident que les espèces qui ont en même temps entre elles des rapports de ressemblance et des rapports de différence, formeront entre elles des proportions continues et différentielles. C'est dans ces caractères semblables et différents, et dans les mariages productifs entre les espèces, que l'on découvre la progression spécifique.

Dans chaque progression spécifique, chaque espèce est un terme complexe formé par un accord proportionnel de quantités composantes, et comme dans toute gamme d'accord, les accords complexes de leur nature, peuvent s'associer, s'équationner, il s'ensuit que la fécondité est continue entre les espèces d'une progression spécifique normale et s'arrête à la progression par le défaut même d'harmonie qui existe entre les mâles et les femelles des progressions spécifiques différentes, parce qu'il n'y a plus de rapport possible entre les fluides organiques impondérables maternels et paternels, qui ne peuvent pas suivre la même direction dans la formation des organes, ces fluides organiques étant trop dissemblables en tonalités chez les pères et chez les mères des progressions spécifiques différentes. Voici donc pourquoi et comment la fécondité est continue dans la progression spécifique et y est bornée.

Ce sont les méthodistes qui ont constaté les limites de la fécondité entre les espèces ; alors, conservant l'acception du mot genre des naturalistes, ils ont dit : le genre est caractérisé par la fécondité bornée aux espèces qui le constituent. Si on leur demandait pourquoi et comment, ils répondaient par la question même : deux genres différents, disaient-ils, ne produisent que des hybrides, des sujets impuissants dans leur descendance, et encore cela n'était point constant, les genres anciens étant presque tous mal établis et en dehors de leur idée de constitution.

Notre explication sur les progressions spécifiques que nous avons lues dans la nature, débrouille tout le chaos des genres anciens. On s'aperçoit, en suivant nos idées avec attention, que la loi des nombres est la loi où la genèse, la génération et la reproduction trouvent la liberté de s'accomplir. Le mot genre appliqué à désigner le mâle ou la femelle fait ressortir ces deux grands moyens de la création, le genre mâle comme force et principe fécondants, le genre femelle comme force et principe fécondés, comme point d'appui et matrice, comme nourrice vitelline ; car la femelle, dans la reproduction, joue le rôle d'un vitellus nourricier, tandis que les mots positifs de progression spécifique font apparaître à l'esprit, dans toutes ses splendeurs, la loi vivante, par les espèces symbolisant la loi ou l'harmonie de la matière, en Dieu, dans les nombres proportionnels et progressionnels des éléments constituants, aussi représentés par les espèces.

Le mâle et sa succession d'enfants mâles dans l'espèce, constituent le genre mâle dans la descendance de l'espèce.

La femelle et sa succession d'enfants femelles dans l'espèce, constituent le genre femelle dans la descendance de l'espèce.

4

Les deux grands genres mâle et femelle, les deux grands genres physiologiques, se combinent, se marient sans cesse dans la nature pour reproduire suivant les espèces.

Le genre mâle et le genre femelle engendrent, dans l'espèce, des individus purs.

Le genre mâle et le genre femelle engendrent, dans les espèces les plus voisines des progressions spécifiques différentes, des individus hybrides, impuissants par eux-mêmes ou par leurs enfants, quand ils engendrent.

D'où il résulte que la fécondité continue entre les individus de l'espèce et entre les différentes espèces d'une progression spécifique est bornée à cette progression, si elle est normale et naturelle, comme par exemple celle des ours ou celle des hommes.

Ainsi, la vérité physiologique apparait dans tout son jour.

Les méthodistes ont dit : l'espèce est caractérisée par la fécondité continue entre ses variétés. Ici l'on a confondu plus d'une fois les variétés de l'espèce et de la descendance de l'espèce, avec les différentes espèces dans le genre ancien qui, une fois convenablement scindé, est pour nous la progression spécifique. Cette confusion constitue la plus grave erreur, car le genre ancien des méthodistes est formé par des espèces particulières qui ne sont pas des variétés de l'espèce.

L'espèce produit des variétés spécifiques qui forment une progression omaimienne ou de frères et de sœurs qui lui sont propres, et ces variétés n'ont aucun rapport d'existence, comme variétés, avec les différentes espèces d'une progression spécifique qui ont chacune leurs variétés propres et qui donnent des métis particuliers, bien que productifs.

Il est donc très-nécessaire de connaître ces faits; car nous le disons de tout cœur, avec les fausses interprétations, la physiologie ne pourrait faire aucun progrès, et convenons que, dans ces faits qui sont de la pure physiologie, il faut surtout de la réalité ; que tout ce qui est chimérique doit être peu à peu éliminé.

La désignation que nous faisons par le mot *genre* dans l'acception nouvelle que nous lui donnons pour le conserver, des deux plus grands faits de la nature dans la genèse, la génération et la reproduction, savoir : le mâle et la femelle, l'un fécondant, l'autre fécondée, et la reconnaissance physiologique de ces deux grands et immuables moyens universels-producteurs qui embrassent toute la création, peuvent jeter la plus vive lumière sur l'étude des fluides impondérables comme sur celle des corps pondérables, car dans toute la nature se voit l'activité binaire légalisée, et cette activité remonte jusqu'à la substance principe spirituelle jusqu'à Dieu.

Si des fluides impondérables, des corps simples (1) et des corps composés pondérables, l'on s'élève en idée dans les progressions spécifiques végétales et animales, on voit alors se développer chez les espèces l'action du genre mâle et celle du genre femelle par des noces d'harmonie, qui deviennent de plus en plus attrayantes dans l'évidence de leur sympathie, que les mâles et les femelles soient réunis ou séparés sur un individu unique ou séparés sur des individus particuliers.

Nous avons sans doute suffisamment expliqué: que le mot genre prendra une bonne et utile acception en s'ap-

(1) L'oxygène féconde le métal. Dans cette action, il joue le rôle de mâle ou de fécondant; le métal, celui de femelle ou de fécondée.

pliquant à désigner séparément le mâle et la femelle, les deux producteurs physiologiques ;

Qu'en donnant comme nous à ce que actuellement l'on appelle genre en le scindant convenablement, et le ramenant ainsi à la vérité naturelle du fait, le nom de progression spécifique, on exprimera, ce qui est réel, que l'harmonie de la nature, caractérisée surtout par les espèces, puise sa liberté d'existence dans la loi intranaturelle des nombres, par des quantités proportionnelles et progressionnelles de matériaux impondérables et pondérables de formation ;

Que les espèces sont particulières, que les variétés appartiennent à l'espèce particulière ;

Que chaque espèce particulière a ses variétés propres ;

Que la fécondité entre les espèces comme caractère physiologique est encore toute à étudier (1), l'ayant toujours été d'après un faux point de départ, le genre !

Que l'on ne saurait trop appliquer et rechercher la vérité en physiologie.

En suivant les données exposées dans ces pages, les physiologistes finiront par pénétrer les faits les plus cachés de la vie dans les fluides impondérables, dans les corps pondérables et dans les espèces dont nous cherchons à définir la distribution naturelle ou à dévoiler les mystères les plus secrets.

(1) Il est nécessaire d'étudier la fécondité pour connaître la progression spécifique normale; c'est là le véritable but de cette étude chez les espèces, jusqu'à ce jour trop méconnu.

## Le principe mâle et le principe femelle.

Il est dans les sciences physiologiques de ces faits oubliés qui examinés sous un point de vue particulier et propice, sont appelés à jeter la plus vive lumière sur l'étude de la vie, tels sont le principe mâle et le principe femelle, qui, quoique n'apparaissant avec évidence que chez les végétaux et chez les animaux, prennent certainement leur source, dès l'origine des alliances matérielles, dans *le principe légal et formateur des corps et des espèces, la matière*, et alors, comme la matière, ils se puisent et sont en soi dans la substance principe spirituelle, car toute chose est en Dieu.

Nous avons démontré au chapitre de la loi naturelle des nombres que les propriétés des espèces matériales, végétales et animales provenaient des quantités proportionnelles et progressionnelles des éléments impondérables et pondérables constituant ces espèces (1). Cela est si vrai que l'on peut dire et affirmer que la loi générale des propriétés dérive de celle des nombres, et que par conséquent elle se puise et remonte par la matière légale jusqu'au sein de la substance principe spirituelle indéterminée qui renferme tous les accords.

Étudions le fait près de nous dans ce qui nous touche; ainsi par exemple le ligneux, la fécule et le sucre, corps très-différents par leurs propriétés physiques, formés chacun de carbone, d'hydrogène et d'oxygène, comme on peut s'en rendre compte par l'exposé suivant :

---

(1) Au lieu d'éléments constituants, il est mieux de dire : antécédents constituants.

4.

| Analyse de | Carbone. | Hydrogène. | Oxygène. | |
|---|---|---|---|---|
| Thénard et Gay-Lussac, ligneux. | 51,45 | 5,82 | 42,73 | |
| Thénard et Gay-Lussac, fécule.. | 43,65 | 6,67 | 49,68 | = 100,00. |
| Berzélius..............sucre.. | 42,58 | 6,37 | 51.05 | |

puisent leurs propriétés particulières dans les quantités différentes de leurs antécédents constituants ; ils ont aussi en eux des quantités proportionnelles et progressionnelles des trois fluides impondérables organiques dont les chimistes ne tiennent pas compte.

Il en est de même des fluides impondérables, des corps simples, des corps composés et des espèces organisées dont les propriétés proviennent de leurs antécédents constituants, qui se groupent et s'équationnent suivant les nombres ; les propriétés du principe mâle et celles du principe femelle se puisent également dans les antécédents constituant les espèces.

Ce sont les rapports de différence des mâles et des femelles qui fournissent la preuve, que ce sont les quantités composantes des antécédents, surtout quand il s'agit chez les animaux et chez les végétaux de celles des trois fluides organiques, qui établissent les caractères particuliers et les propriétés propres au principe mâle et au principe femelle.

Le principe mâle et le principe femelle par eux-mêmes constituent chacun en particulier un accord intérieur, une proportion harmonique ; ils forment donc deux proportions séparées pouvant s'associer et former, par leur alliance chez les espèces et suivant les espèces, un accord nouveau proportionnel, c'est-à-dire un produit parfait qui dans la reproduction contiendra chez le fils tant de principe mâle et tant de principe femelle provenant du père, tant de principe mâle et tant de principe femelle provenant de la mère.

Car les pères comme les mères, ce qui nous est prouvé

par le métisme, out en eux en même temps et en association des fluides organiques mâles et femelles provenant
des antécédents, et la conception n'est que les divers accords ou les diverses combinaisons de ces fluides organiques mâle et femelle, et paternels et maternels, dans des
rapports numériques et doublement équationnels (1).

Nous voyons que la femelle, dans les espèces supérieures
végétales et animales, a des ovaires où se produisent, sous
l'influence des quantités proportionnelles et progressionnelles de ses fluides organiques mâle et femelle propres
qui lui ont été fournis par ses précédents père et mère, des
progressions proportionnelles d'ovules mâles et femelles ;
l'existence simultanée des fluides organiques mâles et des
fluides organiques femelles chez chaque individu, l'existence simultanée des ovules mâles et des ovules femelles
chez chaque mère antérieurement à l'action du mâle sont
prouvées, soit par l'existence simultanée des organes mâle
et femelle chez le même végétal ou le même animal, ou
par l'hermaphrodisme, soit par la reproduction par bouture
comme chez les saules, et par la reproduction par frag-
ment comme chez les astéries.

La génération proportionnelle et progressionnelle est
donc préparée dans les ovaires de la mère par ovule mâle
et par ovule femelle; ainsi chez les poissons le fait est bien
établi, car les ovules se produisent et les femelles les re-
jettent à l'extérieur sans l'intervention du mâle, qui les
féconde en pleine eau.

Les fluides organiques mâle et femelle du liquide sémi-

(1) D'où le principe mâle contrôle le principe femelle ; si le contrôle n'est pas proportionnel et doublement équationnel, le produit
en souffre ou n'existe pas; la double équation des principes mâle
et femelle est prouvée par le mariage des mollusques hermaphrodites.

nal donnent *l'activité végétative* par la fécondation, qui
elle n'est autre chose que le *contrôle spécifique*, contrôle
proportionnel par double équation; la nature étant fondée
sur l'espèce, il a fallu, pour empêcher l'espèce de sortir
de sa loi, qu'un contrôle spécifique permanent soit établi
par l'action des mâles : il y a donc la loi naturelle du contrôle spécifique par l'intervention des mâles.

Ainsi, dans la nature pour la genèse, la génération et
la reproduction, il y a des règles d'alliance et de produit
suivant les nombres.

Revenons à l'étude du principe mâle et du principe femelle ; un acide (accord équationnel de deux quantités) qui
joue le rôle de mâle, un oxyde (accord équationnel de deux
quantités) qui joue le rôle de femelle, démontrent avec
évidence que par leur alliance ils forment un accord nouveau, un produit parfait en donnant naissance à un sel
(accord équationnel de quatre quantités ou accord doublement équationnel), et l'acide, l'oxyde et le sel ont des propriétés différentes fondées sur les antécédents constituants
et leurs quantités constituantes (1).

Le principe mâle et le principe femelle sont donc caractérisés par ce que nous venons de dire.

Le principe mâle est le *principe équationnel :* c'est le
principe de la genèse.

$$\left.\begin{array}{l} 1 + 1 = 2 \\ 1 + 2 = 3 \\ 1 + 3 = 4 \\ 1 + 4 = 5 \end{array}\right\}$$ C'est la règle de la genèse : 1 représente le principe mâle; 2, le prin-
cipe femelle.

(1) Lorsqu'il y a alliance de trois antécédents pour former un
produit, deux des antécédents au produit, s'unissent d'abord comme
mâle et femelle, puis ils jouent le rôle de femelle dans leur alliance
avec le troisième ; tel est l'hydrure de carbone, qui s'oxygène.

Voici la preuve que le principe mâle est le principe équationnel :

L'acide acétique,
L'acide sulfurique,
L'acide chlorhydrique,
L'acide azotique,

} qui, chacun, jouant le rôle de mâle

vis-à-vis de l'oxyde de cuivre (par exemple), lui donnent tous, par leur alliance avec lui, des propriétés différentes dans les sels qu'ils forment, par la cause des quantités associées qu'ils représentent et symbolisent ensemble : chaque acide, avec l'oxyde de cuivre, produit donc une nouvelle proportion, une nouvelle équation ; le principe mâle est donc là le principe équationnel de la nature.

Maintenant si l'on envisage ces deux principes (le principe mâle et le principe femelle) depuis les rayons fluides de la matière jusqu'aux espèces organisées dites supérieures, on comprend de suite, sans avoir besoin d'épreuves physiques, on conçoit immédiatement, par induction, qu'aucun conséquent ou produit ne peut se créer sans l'alliance du principe mâle et du principe femelle, à moins que l'on admette que le conséquent ou produit puisse naître de lui-même *par génération spontanée,* ce qui est impossible, et nous avons démontré que, dans la reproduction par scions ou bouture, le principe mâle et le principe femelle existent simultanément dans la branche mère.

D'ailleurs les espèces matériales sont là ; elles nous offrent pour exemple les alliances proportionnelles et progressionnelles de leurs antécédents, qui jouent le rôle de mâle et de femelle suivant leur espèce.

Les proportions et les progressions se découvrent dans les principes mâle et femelle lors des combinaisons ou des alliances des corps simples en corps composés et en principes immédiats. Ici, comme il y a toujours un ou plusieurs antécédents qui jouent le rôle de mâle et un autre celui de femelle, les espèces végétales et animales sont obligées de suivre *la loi d'alliance* de leurs antécédents constituants; cette loi n'est autre que celle des proportions et des progressions, la loi des nombres.

Or, les espèces végétales et animales ont des variétés ou des individus-frères à tonalités différentes ; donc leurs antécédents ont des variétés ou des individus-frères à tonalités différentes.

La variété ou tonalité chez chaque espèce matériale, végétale et animale, est donc une loi comme celle des nombres qu'elle représente et qui la produit.

Il en résulte que chaque corps dit simple, qui ne peut pas plus se soustraire à cette loi que les fluides impondérables, est variable, c'est-à-dire que, pour former alliance avec un autre corps, il est nécessaire qu'il se mette, en la formant cette alliance, à la tonalité de ce corps, en perdant *quelques antécédents fluides constituants* (que nous appelons émergents toniques), ou en prenant dans les corps véhiculaires extérieurs *quelques rayons fluides* (que nous appelons compléments toniques).

Pour faire comprendre ces faits, nous allons entrer dans une longue explication.

D'abord il est utile de se rappeler que les corps pondérables sont formés de rayons impondérables, et cela par accords toniques ou associations par mâle et femelle et dans une sorte d'interférence de ces rayons (1). (*Voy.* page 61 de notre *Morphogénie.*)

---

(1) L'électricité chimique devient concrète lorsqu'elle a ses rayons en rapport convenable. Les rayons vont alors vers le centre com-

Nous pouvons même dire que c'est par une véritable interférence, car toutes les fois que des rayons chimiques impondérables, sortant d'une source suffisante, se rencontrent sur le même plan, en ne pouvant se détourner, ni retourner sur eux-mêmes, s'ils se trouvent de nature à jouer le rôle de mâle et de femelle, ils formeront alliance entre eux, et un produit pondérable en rapport avec leur nature sera constitué, que cette action se passe dans l'espace, en dehors des atmosphères, dans l'air, dans un gaz, dans un liquide ou dans un solide, dans un végétal ou un animal.

Les aérolithes, certaines cristallisations que l'on trouve dans l'intérieur de pierres à compositions différentes, la constitution même des corps simples au sein de la terre, ne peuvent s'expliquer autrement.

Quoi qu'il en soit, ces créations ne sont pas des naissances spontanées, puisqu'elles se font dans la loi même des nombres, sous peine de ne pas exister.

Pour nous, les corps dits simples sont formés de rayons impondérables chimiques, mais d'une grande quantité proportionnelle et progressionnelle de ces rayons en accords parfaits de mâles et de femelles; les corps simples ne sont pas des naissances spontanées, puisque le phénomène de formation d'un corps pondérable ne peut se produire sous les états gazeux, liquide ou solide, qu'au centre de la con-

---

mun d'une sphère fictive dont ils forment les rayons, centre où se passe le phénomène de polarisation gazeuse ou gazéifaction ; et la preuve se trouve en ce que le gaz oxygène, le liquide mercure, le solide cuivre, par exemple, ne repoussent pas leurs propres parties; il faut donc que les rayons soient différents, et mâle et femelle, pour s'unir; car les rayons semblables se repoussent ou s'écartent; ce que l'on observe dans les rayons organiques, chez les végétaux, etc.

vergence ou de l'interférence de rayons venant de tous les points d'une sphère fictive, en suivant la loi des rapports, c'est-à-dire du lieu, du milieu et du moment convenables, et celle des nombres.

Chaque corps simple pondérable est donc formé d'une grande quantité harmonique de rayons chimiques impondérables, polarisés, et la preuve en est fournie par la nature dans la formation des corps composés : en effet, dans la combinaison ou l'alliance des corps dits simples, chaque corps simple mâle doit se mettre en proportion de composition fluide, c'est-à-dire en tonalité avec celui qui joue le rôle de femelle; il doit se combiner à l'état fluide en laissant dégager les rayons qui sont au-delà du ton nécessaire à l'alliance vis-à-vis du ton de l'autre corps, ou en prendre dans le milieu où ils se trouvent en travail de combinaison.

Ainsi l'oxygène s'allie au calcium, au cuivre, au cadmium, au baryum, au bismuth, à l'argent; il est impossible qu'il forme des alliances avec ces divers corps sans qu'il se mette aux tons différents nécessaires à ces alliances différentes; alors il dégage ou il prend dans les corps environnants des rayons fluides pour se mettre à la tonalité voulue par la tonalité de chacun de ces corps.

Le phénomène de dégagement des rayons chimiques est annoncé par celui d'électricité de calorique et de lumière des rayons organiques. Pour faire comprendre ce phénomène, citons un exemple :

Ainsi l'*ut* grave de la première octave de la gamme des tons est approprié aux différents tons de son octave, comme les *ut* de la seconde, de la troisième et de la quatrième octave sont appropriés aux tons de leur octave particulière. Maintenant, si l'on voulait mettre l'*ut* de la seconde octave en harmonie avec les tons de la première octave, il faudrait lui faire prendre de la tonalité grave ; de même que si l'on voulait le mettre en harmonie avec la quatrième octave, on devrait lui donner de la tonalité aiguë ; et la seule différence des deux faits réside dans ceci : pour les tons, ce sont *les quantités dans les vibrations ;* pour les corps simples, ce sont *les quantités dans les rayons chimiques impondérables qui les constituent.*

Les corps prennent donc des tonalités dans leurs combinaisons pour former entre eux l'équation proportionnelle, et les tonalités dépendent des corps avec lesquels ils contractent alliance.

Cela se produisant chez les corps dits simples par des rayons impondérables, ne change en rien leur état ; au reste aussitôt que l'alliance se termine et qu'ils sont isolés, ils reprennent les rayons semblables à ceux qui s'étaient dégagés (émergents toniques) ou perdent ceux qu'ils avaient puisés dans les corps environnants (compléments toniques).

Ce que nous venons de dire est purement théorique, mais c'est tellement l'expression du fait qu'aucune alliance des corps dits simples ne peut s'expliquer pour nous sans avoir égard à cette théorie. Bien plus, les phénomènes d'émission ou d'absorption des impondérables, que l'on n'a pu jusqu'à ce jour expliquer que par des fluides latents, et qui ont constamment lieu pendant les combinaisons des corps simples, ne sauraient se comprendre sans la théorie que nous venons d'avancer.

Il ne serait pas possible que l'oxygène s'unisse au cuivre et au fer à la même tonalité ; il pourrait s'allier à la même quantité de parties pondérables, mais pas à la même quantité de ses rayons chimiques impondérables de constitution, ce qui sont deux choses bien différentes.

C'est ainsi que peut aussi s'expliquer l'existence simultanée de corps différents qui paraissent avoir la même
composition; ils varient en tonalité par cela même qu'ils
ont quelques rayons chimiques de constitution en plus ou
en moins.

« En comparant, dit Orfila, les analyses de l'huile et de
la matière nacrée du girofle et la caryophilline, on voit
qu'un radical unique se modifie par le seul concours de
l'eau, de manière à produire trois substances fort dissemblables. » Mais il y a le concours de l'eau (hydrogène et
oxygène) et les tonalités que nous venons d'indiquer.

Les tonalités des corps, la diversité, les variétés, les
propriétés des espèces et des formes se dégagent donc des
antécédents constituants et de leurs quantités élémentaires,
ou des modifications que ces quantités constituantes éprou-
vent dans les alliances; la loi naturelle des proportions et
des progressions, c'est-à-dire des nombres, est immuable
dans ses ressorts.

Mais revenons à l'étude du principe mâle et du principe femelle, qui nous est rendue si facile par cette digres-
sion même.

Qu'est-ce donc qui peut faire qu'une espèce soit mâle
ou soit femelle, si ce ne sont des qualités particulières qui
s'expriment par des caractères et qui proviennent de quantités constituantes propres à l'un ou à l'autre par cela même
que tout être puise la liberté de sa propre existence dans
la loi générale des antécédents constituants (1) ?

Le mâle comme la femelle, dans n'importe quelle pro-

___

(1) Dans la reproduction, ce sont les précédents qui sont les antécédents, et c'est bien dans la génération même que la reproduction puise les quantités constituantes du produit, et cela d'après
les proportions et les progressions, ou la loi des nombres.

gression spécifique, renferme toujours en lui-même le principe mâle et le principe femelle ; chaque sexe enfin est en hermaphrodisme légal des deux principes générateurs provenant des antécédents père et mère qui l'ont constitué, et toute génération d'une espèce ne peut se faire que par l'association des fluides chimiques et organiques, mâles et femelles, chez les précédents, qui ne sont que des réceptacles.

Il en résulte que cette loi remonte par les diverses espèces jusqu'aux fractions infinitésimales des rayons fluides de la matière, en d'autres termes jusqu'aux rayons fluides du principe légal des corps dans ses accords toniques dont l'ensemble produit l'harmonie universelle déterminée, car ces trois manières de nous exprimer représentent le même fait, c'est-à-dire la substance simple, déterminée dans les nombres.

Voilà les éléments de la loi des antécédents ; la génération y puise sa liberté, et cette loi est la preuve certaine que la substance simple déterminée n'existe que par la loi des nombres, et ne peut se distribuer que dans cette loi des proportions et des progressions, et en accords parfaits et légaux, c'est-à-dire par mâle et femelle réunis par équation proportionnelle et progressionnelle.

Maintenant nous allons expliquer comment Ève, qui représente fictivement l'équation femelle, est sortie d'une des côtes d'Adam, qui représente fictivement l'équation mâle, c'est-à-dire comment l'équation mâle a donné naissance à l'équation femelle et comment les deux équations ont donné naissance au fils ou produit, qui est une nouvelle équation.

Ainsi qu'on le voit, ceci se rattache bien à l'étude du principe mâle et à celle du principe femelle.

D'abord, Adam est esprit principe et substance, et un en
équation mâle et femelle ; il n'est point encore déterminé,
c'est-à-dire matériel ; il est en Dieu esprit légal ; Dieu y
touche pendant son sommeil équationnel et lui enlève une
côte : voilà la légende, c'est-à-dire pendant qu'il était encore spirituel ou pur esprit, ayant en lui le principe qui
est mâle et la substance qui est femelle, que nous représentons par $1+1$. Mais comme le principe est substance et
que la substance est principe, Dieu, toujours suivant la
légende, ayant tiré la côte ou ayant dédoublé l'équation
spirituelle adamique, on obtient $1/4+3/4=3/4+1/4$, ou
$1/2+1/2=1/2+1/2$ : désormais l'équation adamique est
dédoublée, Adam contient plus de principe que de substance, et Ève plus de substance que de principe. Adam
est une unité plus mâle que femelle, Ève une autre unité
plus femelle que mâle, et cependant ils sont encore spirituels ou esprits purs. Alors Dieu défend de toucher la
pomme : c'est la loi, et la loi détermine, matérialise l'esprit
légal. Adam et Ève, encore dans l'esprit légal de Dieu,
touchent à la pomme, la loi ; ils sont désormais faits chair
et tangibles, ils se voient et en rougissent. Voici l'explication de la légende adamique ; c'est l'incarnation juive,
sortie probablement de l'école des prêtres de l'ancienne
Égypte.

D'où le principe mâle doit être considéré comme une
unité qui ne multiplie rien par elle-même.

D'où le principe femelle doit être considéré comme une
unité qui ne multiplie rien par elle-même.

Il faut donc l'hermaphrodisme de ces deux principes de
l'harmonie divine et chez le mâle et chez la femelle (1).

(1) La cause première est donc formée de trois éléments imma-

Mais si les principes mâle et femelle sont représentés par l'unité improductive, le mâle organique déterminé dans la loi étant double, ayant en soi principe et substance, étant équationnel dans les espèces fluides impondérables et les espèces pondérables et organisées, il sera représenté par $1+1 = 2$; voici l'équation générique : 2 sera considéré comme représentant la femelle organique ou déterminée par la loi, par cela même que 2 se multiplie par lui-même; $2 \times 2 = 4,... 2$, est donc une côte de l'équation générique. Nous ferons connaître dans un autre travail la valeur de ce que nous disons ici.

2 représente la femelle ; mais la femelle déterminée dans la loi est double ou équationnelle, depuis la femelle fluide, impondérable, jusqu'à la femelle organisée; elle est donc représentée par $2 + 2$; voilà l'unité et la dualité figurées dans l'équation générique des principes mâle et femelle, et dans leur application symbolique chez le mâle et la femelle organiques des espèces de la nature.

La dualité légale existe dans le mâle organisé, et elle existe aussi dans la femelle organisée et même dans les rayons fluides du principe légal des corps et par conséquent dans les corps eux-mêmes.

Mais chez la femelle organisée, chaque ovaire en fait foi de chaque côté de la ligne médiane, chaque conséquent est formé du principe mâle et du principe femelle, des antécédents constituants. La femelle, quelle qu'elle soit,

---

tériels : le principe, la substance et l'esprit légal. Le mâle et la femelle des espèces ont chacun en eux-mêmes ces trois éléments ; sans cela il ne pourrait y avoir de génération, et les deux sexes apparents, dans certaines espèces sont les symboles représentatifs de ces éléments qui existent dans tous les êtres depuis les rayons toniques fluides de la matière, les courants fluides, les circuits fluides, jusqu'aux espèces matériales, végétales et animales.

matériale, végétale ou animale, est donc proportionnelle et progressionnelle comme le mâle ; les ovules omaimiens de ses ovaires en sont la preuve écrite.

Ainsi est reconnue la progression tonique des frères et sœurs ou des descendants chez les précédents par la loi des nombres qu'ils expriment.

Le fils ou produit du mâle et de la femelle est le résultat de leur alliance à l'état déterminé, et l'on peut dire $1 + 2 = 3$, mais le fils organique déterminé est double et équationnel comme le père et la mère déterminés. L'équation peut donc s'établir ainsi :

Mâle.      Femelle.      Produit.

$1 + 1 + 2 + 2 = 3 + 3$, ou bien par le mariage du père et de la mère on a $\left.\begin{array}{c} 1 + 2 \\ 2 + 1 \end{array}\right\} = 3 + 3$, ou bien encore $1 + 2 + 1 + 2 = 3 + 3$; en réduisant l'équation on a $1 + 2 = 3$.

Voilà l'équation d'alliance et de produit; nous l'avons fait précéder des équations génésique et générique; ces équations, de même que la légende adamique, sont symboliques des faits naturels.

Il est probable que les anciens prêtres égyptiens ont dû connaître, comme l'indique la légende de la côte d'Adam, *la côte de l'équation*, et la pose sacrée de leurs statues annonce qu'ils n'ignoraient pas non plus la loi naturelle des nombres, les équations animales symboliques des nombres constituants. Nous sommes heureux d'avoir retrouvé ces connaissances par nos études. Maintenant, pourquoi et comment le produit, le fils, naît-il dans la génèse, dans la génération ou même dans la reproduction ?

Nous disons : *Pourquoi* le fils ou le produit? Répondons :

c'est dans le but de la vie, c'est afin de perpétuer par la mutation régulière de la matière le symbole équationnel de l'espèce déterminée, et par conséquent de l'espèce en soi et en Dieu.

Mais *comment* le fils (1) ou le produit? Voici : il est impossible qu'un produit se crée sans qu'il soit déterminé ou matériel ; eh bien, il suffit pour la création du produit que l'équation paternelle s'additionne à l'équation maternelle, c'est-à-dire qu'elles s'unissent suivant les proportions convenables à l'espèce.

En d'autres termes, il suffit que les fluides organiques équationnels mâle et femelle paternels, et les fluides organiques équationnels mâle et femelle maternels puissent s'unir, se doubler, se contrôler, pour qu'une nouvelle et double équation soit le produit, et cela a lieu toutes les fois que les fluides organiques paternels et maternels sont proportionnels et progressionnels dans les alliances des antécédents. C'est ainsi que tout se passe dans la genèse, dans la génération, dans la reproduction : tout se crée dans la loi des nombres avec substance, force et mesure.

Comment donc expliquer la génération des feuilles, des fleurs et des fruits chez le végétal ?

D'abord, la graine d'où va naître la plante est doublement équationnelle, car elle est un produit, et la preuve en est fournie par la racine et la tige, qui, à partir du

---

(1) Si dans les espèces matérielles le produit se constitue de ses antécédents, dans les espèces organisées, le produit se dégage de ses antécédents ; sans ce fait, la mutation perpétuelle de la matière serait moins prompte et la genèse des espèces organisées serait bientôt annulée dans celle des espèces matérielles.

nœud vital, constituent une double équation des quantités impondérables et pondérables formatrices.

La tige comme la racine possèdent en elles les fluides organiques mâle et femelle paternels et les fluides organiques mâle et femelle maternels; ils sont polarisés en circuits; si les fluides extérieurs fournis par le soleil viennent les augmenter, les circuits se développent suivant la nourriture que donne le sol et l'atmosphère, mais ces circuits ne peuvent dépasser leur attribution numérique première représentée par la forme; la feuille est un produit de végétation, et par conséquent le résultat d'une soustraction fluide du circuit principal, c'est un nouveau circuit fluide approprié à l'absorption et à l'excrétion, c'est-à-dire à la respiration.

La feuille n'est qu'une corolle modifiée, car de même que la corolle, elle représente un besoin de nutrition; la corolle sert à la respiration et à la nutrition des ovules.

La feuille représente ou les fluides organiques paternels indiqués par l'étamine ou l'organe mâle, ou les fluides organiques maternels indiqués par le pistil ou l'organe femelle.

Chaque feuille est donc un nouveau circuit fluide paternel ou maternel, ainsi appelé à produire de la nourriture proportionnellement au besoin du végétal.

Alors il y a des feuilles mâles et des feuilles femelles, quoique ayant chacune en elles les deux principes; c'est ce qui fait qu'elles sont alternes opposées, etc.

Mais aussitôt que la végétation, sous l'action de la nourriture, de l'humidité et du soleil, se poursuit, il arrive un moment où il existe une proportionnalité telle dans les circuits fluides entre les éléments constituants que, d'un côté, l'équation simple femelle se complète dans la tige par la création de l'ovule, et de l'autre côté, l'équation simple mâle se complète également dans la tige par la création de l'étamine, du pollen ; alors la fécondation s'opère par double équation des fluides organiques du pollen et de l'ovule, et la graine créée en est le réceptacle et le symbole.

Maintenant, qu'est-ce que le moule intérieur de Buffon qu'il ne peut définir mais qu'il prévoit? Il résulte pour nous des quantités proportionnelles et progressionnelles des fluides organiques mâle et femelle paternels et maternels dans leur alliance équationnelle, qui établit le stabilisme chez l'espèce par une polarisation en circuit telle, que par la nutrition il peut s'émettre des circuits fixes jusqu'au développement complet de l'individu, circuits qui donnent naissance aux divers organes en entraînant dans leur cours déterminé les matériaux impondérables et pondérables acquis dans le milieu d'existence, en sorte que les matériaux pondérables ne semblent qu'accessoires, les fluides organiques paternels et maternels une fois mariés, leurs circuits successifs restent stables chez l'individu produit et entretiennent chez lui la vie particulière par un stabilisme individuel, jusqu'à la destruction et pendant la période d'existence qui lui est attribué.

Les espèces ne se marient donc point par les matériaux pondérables, mais bien par les fluides organiques, dont les organes sexuels ne sont que les réceptacles de leurs noces. Chez les espèces organisées on conçoit bien que ce ne sont pas des alliances d'albumine, d'animalcules (1) ou

---

(1) Les insectes peuvent distribuer le pollen ; les animalcules peuvent porter le fluide séminal sur l'ovule, mais rien de plus ; ils peuvent y naître lorsqu'il est fécondant, c'est alors parce qu'ils s'en nourrissent.

de vésicules ovulaires qui produisent le stabilisme de l'espèce.

C'est bien à des spécialistes matérialistes à venir nous dire que la génération est mécanique !

Nous, nous disons qu'elle est vitale et légale, que les fluides organiques paternels et maternels y sont présents, que l'âme animale y joue le premier rôle, suivant les nombres qui sont et expriment la loi de l'harmonie divine.

Toutes les alliances matériales, végétales et animales se passent entre les fluides organiques mâle et femelle d'un antécédent qui joue le rôle de mâle et les fluides organiques mâle et femelle d'un autre antécédent qui joue le rôle de femelle, et la greffe elle-même n'est qu'une sorte d'organoplastie où la loi d'alliance des fluides organiques est représentée.

Les êtres se sont formés et se reproduisent chacun suivant son espèce, et par conséquent suivant des quantités proportionnelles et progressionnelles constituantes, c'est-à-dire suivant la loi des nombres. Aussi l'alliance équationnelle des fluides organiques paternels et maternels entraine-t-elle l'alliance de la forme du père et de celle de la mère dans le produit, et le produit est mâle ou femelle suivant les accords progressionnels des fluides organiques dans la fécondation.

Maintenant on doit comprendre que tout produit ne peut exister et ne peut demeurer stable pendant sa période d'existence que par une polarisation en circuit des fluides organiques. D'après nos expériences, citées dans notre *Morphogénie*, les fluides organiques mâle et femelle circulent en sens inverse dans chaque circuit organique et dans le circuit général de chaque espèce.

Ces circuits, dans les embryons, se multiplient pour former successivement les organes, et alors le premier circuit formé dans l'ovule fécondé doit contenir tous les rayons organiques représentant tous les circuits nerveux organiques qui, successivement, doivent s'émettre les uns des autres par évolution nutritive, pour constituer les différents organes du produit ; ils se développent à leur temps et par la nécessité même de l'ensemble constitutif du premier circuit équationnel ovulaire.

Les fluides organiques paternel et maternel, par leur mariage, constituent les âmes matériales, végétales et animales dans les produits correspondants.

Ce que nous venons d'exposer est de la statique physiologique transcendante. N'avons-nous pas démontré en même temps la simplicité des ressorts et la grandeur des accords dans la genèse, la génération et la reproduction ?

Ces faits renversent à jamais les idées confuses et matérialistes d'affinité, qui ne pouvaient suffisamment expliquer les moyens et l'harmonie de la nature.

## La génération spontanée.

L'idée de génération spontanée, ou de production spontanée, entraîne avec elle celle du matérialisme pur. En effet, cette sorte de génération se produisant de soi-même par agglutination, accolement ou adhérence, est séparée de toute autre génération, puisant sa liberté dans la loi naturelle de la genèse, et par cela même celui qui croirait à la génération spontanée se passerait de la cause première.

Si l'on admettait pour des générations présentes la spon-

tanéité par pure aggrégation des corpuscules ou des particules matériels dans une sorte d'action plastique, et même
en s'aidant de l'affinité, on devrait aussi accepter la génération spontanée à la première genèse terrestre.

Or, que deviendrait, dans ce cas, la cause première
dispensatrice? elle disparaîtrait, et la genèse, la génération et la reproduction seraient alors le triomphe d'une
matière corpusculaire, d'une nature pondérable dans l'existence éternelle et inconcevable d'un effet secondaire,
l'adhérence. C'est cet affreux et creux matérialisme qui a
donné naissance aux prétendues lois suivantes :

Loi de conjugaison ou d'association des organismes, d'où
l'individualité organique,

Loi de conjugaison ou d'affinité de soi pour soi, dérivant,
dit-on, de la symétrie,

Loi de déformation excentrique,

Loi de position similaire ou de symétrie,

Loi de l'arrêt de développement ou retardement de développement de l'écartement et de la fusion,

Enfin la loi de balancement organique,
qui ne sont, suivant nous, que des résultats de la loi de
la genèse. Voici le profond matérialisme de l'époque. On
prend la nature sur le fait, on exprime le fait, et voilà
que le fait se change en loi; les faits se changent en lois,
au lieu d'être leur expression.

Atome, conjugaison, affinité, déformation, position similaire, balancement organique, tous ces faits secondaires
annoncent le matérialisme dans les idées.

Et que nous importe que les eaux soient remplies de
mollécules nutritives, et qu'une foule d'êtres y prennent
naissance et s'y décomposent dans un tourbillon perpétuel!

*que nous importe l'adoration de ces images, si nous ignorons leur comment et leur pourquoi ?*

Spécialistes, vous errez à l'aventure sur les flots du matérialisme. Revenons.

Dans n'importe quel lieu avant la genèse des premiers éléments ou antécédents impondérables et pondérables constituants, il n'existait évidemment rien de déterminé. Alors les espèces élémentaires fluides, gazeux, liquides et solides, ne pouvaient se produire spontanément par agrégation des corpuscules ; par cela même d'abord la spontanéité est une erreur.

Il a donc fallu une cause première, une substance-principe universellement spirituelle, antérieure, providentielle, qui, dans la manifestation de sa substance, par une loi spirituelle en soi et parfaite de distribution, offrit la liberté à la genèse, à la génération et à la reproduction.

La genèse, la génération et la reproduction ont donc trouvé et trouvent donc encore leur liberté dans la loi naturelle de distribution proportionnelle et progressionnelle ou des nombres, au moyen de laquelle nous, faible physiologiste, nous peignons, nous représentons à notre esprit l'ensemble des harmonies spirituelles de la cause première, que nous retrouvons dans les espèces de la nature à l'état de loi.

On le voit, le fait principal pour connaître la génération était de découvrir la loi naturelle de la genèse ; nous avons eu le bonheur de la *saisir, de l'étudier et de l'expliquer ;* personne ne peut nous ravir cette immense conquête physiologique qui nous est propre et que nous perfectionnerons jusqu'à la mort.

Maintenant, avec la loi, il ne peut y avoir de générations spontanées, et s'il existe actuellement des générations (1), elles trouvent leur liberté et leur source dans la loi naturelle de distribution, la loi de la genèse, la loi d'harmonie, la loi des proportions et des progressions ou des nombres. Quand il y a *affinité comme disent les chimistes*, c'est que, suivant nous, la loi des nombres est en inhérence chez elles, elles sont proportionnelles et progressionnelles.

Pourquoi un acide se combine-t-il avec un oxyde ? C'est parce qu'il joue le rôle de mâle vis-à-vis de l'oxyde qui joue celui de femelle. Et pourquoi joue-t-il le rôle de mâle ? Parce qu'il est constitué suivant des nombres proportionnels et progressionnels à ceux de constitution de la femelle oxyde.

Si des espèces se reproduisent par scions, fragments, boutures, bourgeons ou cellules, c'est que les *parties de ces espèces sont légales*, c'est-à-dire que les cellules des scions, des fragments, des boutures et des bourgeons sont identiques à la graine ou à l'ovule fécondé, à l'embryon ; ils contiennent les fluides organiques mâle et femelle, et la nourriture interne, la sève, est copieuse et suffisante au premier développement des appendices utiles à la vie ; elle est vitelline.

Le mot genèse doit être appliqué à spécifier la pre-

---

(1) Si vous avez des *générations d'êtres formés* d'hydrogène et d'oxygène, ou d'êtres formés d'hydrogène, de carbone et d'oxygène ; ou formés d'azote, d'hydrogène et d'oxygène ; ou formés d'azote, d'hydrogène, de carbone et d'oxygène, qu'ils soient gazeux, liquides, solides ou organisés, c'est que ces antécédents paternels et maternels ont trouvé la liberté de leurs alliances dans la loi de la genèse, la loi des proportions et des progressions, la loi des nombres ; et dans le lieu, le milieu et le moment convenables à leur création. Il y a bien douze ans au moins que nous avons formulé cette *loi des rapports* dans notre *Morphologie* et notre *Morphogénie*, page 108 et ailleurs.

mière création dans son ensemble matérial, végétal et ani·
mal.

Celui de génération, au contraire, doit s'appliquer aux
successives créations matériales, végétales et animales
postérieures à la genèse, et se produisant par des antécé·
dents déterminés fluides, gazeux, liquides ou solides ; telle
est la génération d'un sel, etc. ;

Celui de reproduction à celles des régénérations qui s'o-
pèrent à l'aide de germes, de scions, de fragments, de
boutures, de bourgeons et de cellules, par plantation, im-
plantation, greffe et copulation (1), chez des mères ou
précédentes végétales ou animales.

Nous n'avons à nous occuper ici que de la génération
dans les créations successives et postérieures à la genèse ;
eh bien, la génération peut être naturelle ou artificielle.

Quant à la production plastique ou reproduction artisti-
que et industrielle, obtenue par l'homme au moyen du
moulage et de la fusion, de la pierre et du ciseau, ou de
l'argile et de l'ébauchoir, nous la laissons de côté.

Nous dirons d'abord que toute génération actuelle vue
par l'homme s'opérant d'elle-même, ne peut se produire
que dans la loi naturelle de distribution des matériaux de
formation, la loi des nombres ; et cette génération est alors
naturelle, si les matériaux de formation sont placés sans le
secours de l'homme dans les circonstances favorables, s'ils
se trouvent dans le lieu, le milieu, et le moment favorables
et utiles à la génération, c'est-à-dire dans la loi des rapports.

_____

(1) Nous définissons la copulation, l'union des principes cachés
(les fluides organiques, paternels et maternels), par celle de leurs
symboles apparents, les organes sexuels mâle et femelle.

Mais si l'homme intervient et dispose des matériaux de formation dans des circonstances favorables à la génération, la génération devient alors artificielle, et, dans ce cas, elle n'en sera pas moins légale comme la génération naturelle, puisqu'elle trouvera encore sa liberté dans la loi des quantités proportionnelles et progressionnelles. Ce qu'il y aura d'artificiel sera la seule disposition par la main de l'homme des matériaux de formation.

Arrangez vos matras, rincez vos ballons, chauffez vos bouteilles, ayez les meilleures eaux distillées du monde, la raison vous dit que vos moyens seront toujours insuffisants pour les infiniment petits, les infiniment fugaces; que l'idée de génération spontanée, même sans corpuscules, deviendra toujours d'une absurdité révoltante en présence de l'esprit divin de la loi de la genèse, les proportions, les progressions, les nombres ; peu importe les cloisons, la loi est partout et tout la suit.

Le mot de génération spontanée ne veut rien dire.

Les spécialistes définissent la génération spontanée, celle qui s'opère *de soi* (1) *de toutes pièces*, comme ils disent sans réflexion, c'est-à-dire sans le secours des germes, des scions, des fragments, des boutures, des bourgeons et des cellules.

Les spécialistes se trompent; si cette génération a lieu, elle n'est pas spontanée ; c'est la génération naturelle. Elle est légale en tous points, puisqu'elle puise son libre essor dans la loi des quantités proportionnelles composantes. Analysez le produit.

---

(1) On appelle aussi génération spontanée celle qui se produirait sans le secours de l'âme par pure agrégation des corpuscules. (Ame indéfinie.)

D'autres spécialistes nomment génération spontanée celle dans laquelle il se produit un être qui ne provient pas d'espèces semblables à lui. Dès lors, la génération des sels serait une génération spontanée. Prenons un exemple. La production du sulfate de cuivre, qui est bleu et vitreux et qui ne provient point d'espèces semblables à lui, car l'acide sulfurique est liquide et incolore, et le cuivre opaque et rougeâtre, serait donc une génération spontanée. Pour nous, non encore, car la génération du sulfate de cuivre trouve sa liberté dans la loi des proportions, la loi des nombres : tant d'acide sulfurique, tant d'oxyde de cuivre. C'est une génération équitable; suivant la loi, c'est une génération naturelle, si le sulfate de cuivre se produit seul ; si c'est l'homme qui dispose les matériaux de formation et qui les met en contact, c'est une génération artificielle. Dans les deux cas, elle est légale et non spontanée.

Ainsi, toutes les générations naturelles ou artificielles s'opèrent suivant la loi des nombres, et, par cela même, elles ne sont point spontanées, car elles trouvent leur liberté dans la loi, et le produit n'est toujours que le symbole de la loi par les quantités de ses antécédents, qui le constituent.

La loi qui a présidé à la genèse existe toujours en soi, puisqu'elle émane de la cause première spirituelle. C'est dans cette admirable loi des nombres que les genèses, les générations, les reproductions, les compositions, les décompositions s'exercent, se sont exercées et s'exerceront toujours.

La génération que les spécialistes appellent la génération spontanée correspondrait donc à ce que nous nommons la génération naturelle, qui s'opère présentement sous nos

yeux dans quelques circonstances, et aussi cette génération artificielle, qui n'est artificielle que parce qu'ils dis-
posent eux-mêmes les éléments matériels de formation en
les plaçant dans des circonstances favorables.

Nous pouvons dire, sans crainte d'être contredit, que
les matériaux impondérables et pondérables, actuellement,
ne font point défaut aux générations naturelles et artificielles pour leur production; mais c'est le lieu, le milieu
et le moment convenables qui manquent, c'est cette loi des
rapports naturels dans laquelle il est difficile de placer
artificiellement les matériaux de formation.

Ainsi, pour obtenir la génération artificielle en dehors
des espèces matérielles, où nous la pratiquons quand nous
voulons, c'est-à-dire dans les modes végétal et animal,
c'est le comment qui fait défaut, le comment on doit placer
les matériaux impondérables et pondérables de formation
dans le lieu, le milieu et le moment convenables à la génération artificielle, végétale ou animale, et chez les végétaux et les animaux c'est l'œuf, la graine ou la mère qui
servent de vitellus.

Est-ce parce que Harvey disait que l'homme et tous les
animaux provenaient d'un œuf que certains micrographes
ont dit qu'il existait des générations spontanées, c'est-à-dire
sans le secours d'œufs ou de corpuscules ovulaires? Harvey
et les micrographes ne connaissaient pas et ne connaissent
point encore la loi de la genèse.

Le premier acte de la création des espèces fut la genèse
terrestre, qui fut spirituelle, parce qu'elle s'accomplit suivant l'esprit de la loi des nombres proportionnels et progressionnels, qui embrasse les lois naturelles et peint la
plus splendide harmonie; il est joué.

Le second acte de la création des espèces est la reproduc-

tion; il se joue tous les jours, et le nombre de ses représentations est aussi immense que celui des individus qui
naissent de leurs antécédents ou de leurs précédents paternels et maternels; il est aussi légalisé par la loi naturelle des nombres, ce grand acte de la reproduction.

S'il se produisait encore des générations naturelles
matériales, végétales et animales sur quelques parties du
globe terrestre, ce ne pourrait être que par le concours de
fluides impondérables organiques jouant le rôle d'antécédents paternel et maternel, qui se polariseraient en circuits
dans des moments, des lieux et des milieux de *matériaux
de formation convenables* à la génération ovulo-vitelline.

Alors les ovules génitaux, munis de vitellus nourriciers
ou de cotylédons, une fois créés et fécondés, se dévelop-
peraient, par embryons ou par fœtus, en végétaux et animaux parfaits, chez lesquels la reproduction s'opérerait.

Mais qui donc a vu, de notre temps, cette génération
naturelle, matériale, végétale et animale, qui, malgré tout,
ne serait peut-être pas impossible à concevoir pour ceux
qui auront étudié avec nous l'esprit de la loi naturelle des
nombres?

S'il se produit aussi des générations naturelles pour
quelques animalcules, cela ne peut être que par les deux
moyens suivants :

1° Par des œufs, des corpuscules ou des granules génitaux fécondés propres à ces animaux ; alors c'est la reproduction ;

2° Par des antécédents, des albuminoïdes, par des matériaux albuminoïdes tout prêts, qui, par l'action des fluides
organiques, jouant le rôle d'antécédents paternel et
maternel, s'organisent en granules ou en sporules-ovulaires,
suivant la loi des proportions, et alors ce n'est pas la

génération spontanée, entendez-vous bien, c'est la génération naturelle, mais que l'on pourrait appeler secondaire. Car à la genèse terrestre, au moment de la formation matériale, les éléments albuminoïdes eux-mêmes furent créés par leurs antécédents fluides, tandis que maintenant ils semblent provenir des végétaux et des animaux, c'est-à-dire des décompositions et des fermentations végétales et animales.

Ainsi, comme on le voit, la question de la génération, si embrouillée par le terre à terre des spécialistes matérialistes, s'est éclaircie.

En admettant la production de quelques animalcules et de quelques plantes microscopiques sans le secours des œufs, des corpuscules ou des sporules génitaux, en admettant même la génération des corpuscules, des cellules et des sporules génitaux dans des eaux mères appropriées, cela n'autoriserait pas les spécialistes à nommer ce fait du nom de génération spontanée ; il prouverait seulement que les êtres très-inférieurs formés d'un à trois téguments se produiraient facilement de matières albuminoïdes en solution, *ce que nous avons souvent constaté*.

Mais ce fait serait tout simplement la continuation de la génération naturelle, qui se perpétuerait pour certaines espèces peu compliquées et d'une manière inconnue jusqu'à présent, car les spécialistes-matérialistes disent n'avoir constaté que le fait accompli, c'est-à-dire la présence d'animalcules dans des ballons où des matières organiques avaient été soumises à de hautes températures, afin de les priver de tout corpuscule organisé.

Les spécialistes ont cherché à expliquer les conditions nécessaires pour obtenir artificiellement des animalcules. Mais ils ne savent pas le comment de leur génération ;

ils connaissent le lieu et le milieu de leur génération, ils en ignorent le moment, l'action impulsive, la loi de formation ; ils agissent empiriquement, de même que tous ceux qui n'ont point reçu la lumière de la loi naturelle de la genèse , et dans leur entraînement bizarre , automatique, ils seraient disposés à professer que la génération spontanée est une loi. Mon Dieu !

Alors nous allons leur expliquer les faits, à ces aveugles. Comme nous l'avons prouvé le principe dispensateur, la cause première, spirituelle substance, a fourni par elle-même la loi intelligente de distribution de la matière, la loi d'harmonie que nous exprimons par les nombres, n'ayant aucun autre moyen pour la faire comprendre.

Les éléments de formation dans la génération des espèces matériales , végétales et animales, se réunissent en symbolisant cette loi.

Ces éléments de formation sont les impondérables fluides organiques et moteurs constituants, et les pondérables constituants qu'ils entraînent et qu'ils organisent proportionnellement.

Le moment de la génération est celui où l'eau mère génitale, c'est-à-dire, qui contient la solution albuminoïde, est suffisamment et proportionnellement électrolisée par les fluides organiques qui naissent dans la fermentation, et ce qui prouve que les fluides organiques se polarisent en circuits giratoires, c'est qu'ils entraînent et organisent les éléments albuminoïdes en solution dans l'eau mère en corpuscules qui se transforment par de nouveaux circuits organiques, qui naissent proportionnellement, au besoin d'évolution des organes dévolus à l'espèce, et à la possibilité locale.

Chez toutes les espèces organisées, il se forme constamment des granules, des corpuscules, des cellules, des vaisseaux, des membranes, des fausses membranes, des organes : c'est la génération naturelle suivant les nombres composants.

Tous les liquides vitaux chez les végétaux et chez les animaux, toutes les solutions albuminoïdes, produites par la fermentation des végétaux et des animaux dans des vases, avec ou sans la présence des acides ou des sels étendus qui les modifient sous l'influence de l'électricité, du calorique et de la lumière, laissent apercevoir et apparaître des formations de granules sous le microscope. Ici, la loi des proportions donne la liberté à ces générations naturelles, qui sans elle n'auraient point d'existence.

Les antécédents albuminoïdes s'électrisent par des fermentations ; bientôt dans les eaux mères il se produit des courants de fluides organiques proportionnels aux matériaux de formation, c'est-à-dire des circuits des trois fluides organisateurs et moteurs qui organisent les matériaux pondérables en cellules, en corpuscules, en filaments, en vaisseaux, en membranes, suivant la loi des quantités appropriées, la loi des nombres.

Dans tous les cas, les générations que l'homme pourrait obtenir devraient être appelées générations artificielles, et l'on devrait aussi savoir qu'on ne peut les produire qu'en plaçant les matériaux de formation dans les conditions de la génération naturelle qui s'opère sans le secours de l'homme, d'après la loi des quantités proportionnelles, suivant les progressions spécifiques : ce ne serait point alors des générations spontanées, par cela même que l'on emploierait des matériaux albuminoïdes ayant déjà leurs caractères spécifiques d'antécédents.

Ainsi, la génération serait d'autant plus artificielle que

les matières mères auraient été plus préparées par l'homme. Mais la génération artificielle ou préparée est elle-même naturelle, car chez elle les antécédents s'unissent d'après la loi naturelle de la genèse : il n'y a donc point de génération spontanée.

Nous espérons bien que le mot de génération spontanée ne sortira plus de la bouche de la sagesse ou de celle de la science.

La génération par pure et simple agrégation des particules est incompréhensible pour nous qui étudions la genèse, la génération et la reproduction sous toutes les formes depuis plus de quinze années ; cette génération spontanée serait le matérialisme de la nature dans la puissance plastique, inintelligente, particulière et aveugle d'un effet secondaire, l'adhérence des particules, des molécules, des atomes. Mais si l'on veut étudier les causes diverses de l'adhérence, on verra que c'est un effet secondaire, résultant de l'anneau des fluides impondérables.

Ainsi tout est vital, tout s'organise par les fluides organisateurs et moteurs, après s'être engendré par le mariage de ces fluides paternels et maternels. Il faut donc à toute génération naturelle ou artificielle, ainsi qu'à toute reproduction, une cause femelle, contrôlée par une cause mâle, si nous pouvons nous exprimer ainsi, c'est-à-dire qu'il y ait équation double des fluides organiques maternels et paternels ; sans cela rien ne serait produit.

Eh bien, ce sont les mystères de l'alliance des fluides mâles et des fluides femelles, que nous savons être en proportions et en progressions, que l'homme ne pourra que difficilement apprécier ; cependant l'analyse chimique fera connaître le nombre de corps et par conséquent le nom-

bre des rayons antécédents constituants, si l'on parvient
à connaître le poids réciproque de leur cristal.

La direction et l'exécution des générations végétales
et animales artificielles échappent à l'homme, et à cause
de cette ignorance même, il nomme la génération naturelle,
génération spontanée.

Les matériaux de formation ne lui manquent pas, c'est
le comment qui lui fait défaut, c'est surtout la connaissance de la loi naturelle de formation et celle des rapports convenables.

Dire que l'homme ne pourra jamais produire par lui-
même artificiellement des êtres organisés après avoir exé-
cuté la génération inorganique, et su découvrir tous les
faits utiles à la génération organique artificielle, nous ne
voudrions point l'affirmer; pris collectivement, n'est-il pas
appelé à diriger toutes les forces qui naissent dans les lois
naturelles, n'est-il pas l'image de l'intelligence la plus
parfaite?

L'homme est fait pour prendre connaissance de toutes
les lois de la création dans l'esprit desquelles se puisent
les libertés spirituelles et matérielles; il possède une organisation cérébrale capable de l'élever aux plus sublimes
conceptions, aux plus hautes aspirations de la sagesse, et il
arrivera peu à peu jusqu'à elle malgré les sectes réfrac-
taires, les coteries humaines et les parasites; en remontant
par son intelligence épurée vers la cause première des lois
naturelles, il découvrira au-delà des effets tangibles, avec
une joie indéfinissable, l'esprit de la substance vivifiante,
principe antérieur, spirituellement universel et dispensateur de la nature.

La nature est établie sur des lois fixes; le produit ou conséquent dans toute génération matérielle, végétale ou ani-

male, a toujours les antécédents de formation, quand même seraient-ils fluides.

Aussi toute génération trouve sa liberté dans la loi des antécédents, comme la loi des antécédents trouve son utilité dans la loi des conséquents ; c'est ainsi que tout s'enchaîne dans l'harmonie des nombres.

Si l'on avait demandé à Démocrite : Pourquoi existons-nous ? il eût répondu : Parce qu'il y a des atomes. Et si on lui eût renouvelé la question : Pourquoi y a-t-il des atomes ? il eût dit : Parce que les dieux les ont formés pour remplir le vide.

Nous disons : Nous existons comme conséquents, parce que nous avons des antécédents, qui sont eux-mêmes des conséquents légaux ; que de conséquents en antécédents, nous remontons ainsi jusqu'au principe légal des corps, la matière, et que l'esprit de ces lois des antécédents et des conséquents est une conséquence de la cause première, la substance principe spirituelle qui, étant universelle, est elle-même sans antécédents possibles et utiles vis-à-vis de tous ses conséquents relatifs.

On nous dit souvent : Pourquoi tout ce qui existe ? Nous répondons : Parce que la nature est une conséquence de la substance principe spirituelle. La nature est l'équation symbolique de la cause universelle, de Dieu, enfin.

Mais pourquoi Dieu ? dit-on encore. Nous répondons, sans être un derviche, un quaker ou un capucin : parce qu'il n'a pas d'antécédents, qu'il n'est pas relatif ; étant universel, il est celui qui est antérieur et antécédent à tout ; tout ce qui existe est sa conséquence et sa représentation symbolique ; il est celui qui est indéterminé, déterminé, matérialisé, cor-porifié et incarné.

Pourquoi Dieu ? Parce que la non-existence ne peut ap-

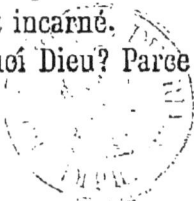

partenir qu'à des êtres instables, limités, et que l'être en
soi universel et éternel, quoique pouvant être soumis aux
questions du pourquoi et du comment ne saurait être nié
que par l'ignorance qui ne comprend que les êtres relatifs
engendrés et périssables dans leurs modes déterminés.

Quand on veut connaître Dieu, substance principe spirituelle, et lui ôter son voile, on n'a pas besoin d'avoir de
loge noire ; on se recueille en se débarrassant de tout pré-
jugé terrestre, de tout intérêt mesquin, jusqu'à l'état men-
tal et moral de la plus parfaite justice : c'est dans l'esprit
de cette justice que l'on aperçoit Dieu au milieu de ses
éclatantes lumières spirituelles ; c'est Dieu qui se montre à
nous dans l'esprit des lois de la nature, dans l'esprit de
tout ce qui est bon, beau, bien et parfait :

> Avec mon petit sens, mon petit jugement,
> Je vois, je comprends mieux ce que je dois comprendre,
> Que vos livres jamais ne pourraient me l'apprendre.
> Ce monde où je me trouve et ce soleil qui luit,
> Sont-ce des champignons venus en une nuit?
> Se sont-ils faits tout seuls? Cette masse de pierre
> Qui s'élève en rochers, ces arbres, cette terre,
> Ce ciel planté là-haut; est-ce que tout cela
> S'est bâti de soi-même? Et vous, seriez-vous là
> Sans votre père, à qui le sien fut nécessaire
> Pour devenir le vôtre? Ainsi de père en père,
> Allant jusqu'au premier. Qui veut-on qui l'ait fait,
> Ce premier? et dans l'homme, ouvrage si parfait,
> Tous ces os agencés l'un dans l'autre, cette âme,
> Ces veines, ce poumon, ce cœur, ce foie... Oh! dame,
> Parlez à votre tour comme les autres font.

(SGANARELLE A DON JUAN.)

Quant à nous, nous ne nous amuserons jamais à faire

naître des animalcules en ballon, comme ils naissent partout, pour chercher à prouver la génération spontanée.

Et nous n'avons pas besoin de bouteilles closes pour démontrer par des générations artificielles, qu'il se fait encore des générations naturelles.

Nous avons obtenu dans l'eau, artificiellement, une végétation, de plus de 10 centimètres de diamètre, rameuse, arborescente, produite, par l'arrangement sous la forme d'arbrisseau, de granules albuminoïdes d'abord disséminés dans des véhicules alcooliques ; à cette végétation surprenante nous avons donné le nom de *conferve granuleuse géante;* elle vivait dans l'eau, et le fait de la vie organique est la non-décomposition, saviez-vous ?

Il est des faits qui ne peuvent être révoqués en doute, ce sont les courants électro-organiques qui forment ces granules et qui organisent ces mêmes granules albuminoïdes en arborescence.

Nous avons également obtenu des membranes légères; mais il y a loin de ces faits à la génération de l'ovule d'un végétal ou d'un animal supérieur, à sa fécondation par un fluide mâle, et à sa nutrition au sein d'un amas cellulaire de matières vitellines azotées, dans un milieu chaud, chargé ou non d'acide carbonique, enfin à sa transformation en embryon, en fœtus et en être parfait.

Les matériaux impondérables ne manquent pas, et cependant où sont les résultats des générations artificielles végétales et animales? Le physiologiste exécutera-t-il jamais artificiellement ce qui se passe chez les mères, chez les précédentes? Possédera-t-il la connaissance exacte des antécédents fluides organiques de formation?

Obtiendra-t-il les corps appelés simples jusqu'à présent, que l'on ferait mieux de nommer pondérables primaires ?

Bien que l'on pratique la fécondation artificielle des œufs des poissons, l'incubation artificielle des œufs des oiseaux, pourra-t-on jamais connaître et se rendre maître des quantités organiques des fluides impondérables et des quantités pondérables, et créer artificiellement des corpuscules, des cellules et des ovules, les féconder et les développer en végétaux et en animaux parfaits; c'est ce que l'on ne saurait ni affirmer ni infirmer; le lieu, le milieu et le moment ont manqué à l'homme jusqu'à présent; nous savons pourquoi !

En électrolisant à l'aide d'une petite pile, sous l'influence de 30 degrés de chaleur et de lumière, des eaux très-faiblement salées ou très-légèrement acidulées, en y mettant des solutions albuminoïdes, on voit se former des générations végétales, et même sans le secours des piles, les acides et les sels développant assez de courants organiques; chaque acide et chaque sel forment des générations particulières, mais jusqu'à ce jour ces générations sont restées rudimentaires.

Quoi qu'il en soit, nous avons indiqué les principaux faits de la génération.

Ainsi, dans toute génération, il faut le concours :

1° Des trois fluides impondérables en quantités organiques mâle et femelle paternels et maternels qui forment par leur synthèse, leur alliance, leur équation, le stabilisme de l'individu ;

2° Des matériaux pondérables convenables et en quantités appropriées à l'individu.

Voilà les faits utiles aux générations naturelles et artificielles; alors les matériaux se distribuent en trouvant leur libre essor dans la loi naturelle des nombres et celle des *rapports naturels*.

Qui pourrait dire, maintenant que nous savons que toute génération puise sa liberté dans la loi des proportions et des progressions, la loi d'harmonie, la loi de la genèse, qu'il existe des générations spontanées, c'est-à-dire des générations qui s'exécutent d'elles-mêmes?

Les mots de génération spontanée sortis de l'école des spécialistes-matérialistes sont vides de sens et creux; ils doivent être remplacés par ceux de génération naturelle et artificielle; alors, au lieu d'imiter Harvey et de dire comme lui : tout animal provient d'un œuf, agrandissant le cadre de la proposition, nous proclamerons :

Que tout être dans la nature provient des antécédents qui lui sont propres, et cela, d'après la loi des nombres, dans une proportionnelle, progressionnelle et divine distribution.

## La nomenclature naturelle.

En déclarant, dans le titre de ce livre, que l'esprit de la loi de la distribution des espèces est de source divine, nous avons voulu faire ressortir la cause première spirituelle dans son antériorité réelle à tous les résultats sublimes de la genèse, à tout le grandiose des lois naturelles, à toutes les harmonies répandues avec tant de profusion, d'ivresse et d'amour dans l'Univers, et que l'on découvre à chaque pensée, à chaque moment, à chaque pas sur notre globe terrestre, dans les intelligences, dans les mouvements des astres, dans les minéraux, dans la végétation, dans les êtres animés et dans tous les effets de la répartition proportionnelle et progressionnelle de la substance simple déterminée, que nous désignons sous le nom de matière ou de principe légal des corps.

Ayant démontré que la genèse, la génération et la reproduction trouvaient leur liberté dans la loi naturelle des nombres, dont l'esprit suprême émane de la cause première spirituelle et universelle, qui se dévoile sans cesse à nous dans l'ensemble des lois et des espèces figuratives ou symboliques de son admirable sagesse, peu nous importe alors la nomenclature d'une méthode artificielle, serait-elle due aux plus grands hommes, aux plus grands savants, si nous sommes en présence de la loi immuable et divine de la genèse, en présence de la cause dispensatrice devant laquelle l'homme est toujours si heureux de se recueillir pour rendre hommage à la vérité et à la justice infinies.

D'ailleurs, qu'est-ce que la méthode (1)? Mais la méthode c'est la logique dans son application, c'est l'ensemble des moyens mis individuellement en usage pour prendre plus facilement connaissance des faits compliqués connus ou inconnus; elle aide, dans l'étude des phénomènes, les auteurs qui la possèdent plus ou moins parfaitement; mais le cadre nominatif de la méthode ou d'une méthode, comme on le dit habituellement, ne peut devenir une no-

(1) Dans les sciences naturelles, tous les méthodistes, depuis Linné, ont été ou sont encore des copistes de ce grand homme; tous se sont livrés au spécialisme; les uns s'occupent de mammifères; d'autres, de coquilles, d'oiseaux, d'insectes, de reptiles, de poissons, etc., etc. On s'est distribué le travail, c'est très-bien. La plus grande occupation de la plupart des spécialistes-méthodistes est d'embrouiller la nomenclature; il est des animaux qui ont vingt noms; ils fabriquent des genres tant qu'ils peuvent, sans s'occuper de ceux qui existent déjà. Il y a positivement anarchie dans les sciences.

menclature naturelle, ne pouvant peindre dans ses dispositions arbitraires la loi naturelle de la distribution des espèces.

Dans la nomenclature de la méthode artificielle, le savant agit; il donne un cadre à la nature; il est législateur, il est dictateur; il jette un voile sur la loi de la création, par cela même qu'il ne connaît pas encore cette loi, il la laisse de côté.

Au contraire, dans l'établissement de la nomenclature naturelle, c'est-à-dire exprimant la loi naturelle, le savant est légiste; il a découvert la loi de la genèse, il la nomme; il voit la distribution légale, proportionnelle et progressionnelle des espèces symboliques, il la désigne; il la définit dans ses moyens.

C'est ce que nous avons fait, ayant découvert la loi de la genèse.

Sous l'influence de la nomenclature artificielle, les espèces se matérialisent; elles sont classées par l'homme ou parquées dans des divisions plus ou moins arbitraires.

Sous l'influence de la nomenclature naturelle, les espèces se spiritualisent, puisqu'elles trouvent *la liberté* de leur distribution dans l'esprit même de la loi naturelle qui est d'essence divine.

Qu'est-ce donc que la liberté?

C'est le principe de l'action juste puisé dans la loi équitable ou naturelle; c'est donc une loi divine qui se laisse voir dans la nature, et tout ce qui n'est pas dans cette loi sainte de la liberté tôt ou tard tombe ou s'évanouit.

La liberté, c'est le principe de la vie, c'est le principe de la pensée, c'est le principe de l'examen, c'est le principe du jugement, c'est le principe de la sensibilité, c'est le principe du mouvement, c'est le principe de l'expression, c'est le principe du droit, c'est le principe de la nutrition, etc., puisé dans la loi naturelle.

Ainsi, la liberté de la distribution des espèces et dans les espèces, est le principe de cette action puisé dans la loi naturelle des nombres, loi des proportions et des progressions des matériaux impondérables et pondérables constituants.

Oui, toutes les libertés physiologiques se retrouvent et se puisent seulement dans les lois équitables et naturelles.

Car les lois scientifiques de circonstance ne donnent que des libertés relatives qui leur sont proportionnées.

Le progrès de la genèse, depuis le rayon fluide de matière jusqu'aux corps simples et composés, depuis les animalcules jusqu'aux espèces humaines, a trouvé sa liberté dans la loi des nombres; aussi l'unité absolue est-elle contraire à la liberté; étudiez-le, l'unité étant improductive par elle-même. L'unité collective c'est différent; elle est proportionnelle; elle renferme les nombres, c'est la loi.

Alors nous disons : *libertas in lege*. La liberté est dans la loi, la liberté se puise dans la loi ; voici la formule du spiritualisme.

Si la société des espèces, de même que l'individu organisé, ne trouve pas la liberté de ses actions normales, physiologiques, dans la loi, c'est que la loi n'est point équitable et naturelle et qu'elle est de circonstance; il y a tiraillement perpétuel parmi les méthodistes; ils inventent sans cesse de nouvelles méthodes impossibles.

Tout ce qui entrave la liberté dans la nature agit comme cause accidentelle, et tout ce qui n'est pas dans la loi de la liberté meurt, tombe, s'incruste.

La dictature scientifique dit : *libertas sub lege*, la liberté sous la loi : c'est la formule du matérialisme et du dieu Terme.

La vie, la liberté sous la loi, mais c'est le plus grand sophisme, la plus grossière erreur, car elles se puisent dans la loi même, lorsque cette loi est naturelle, c'est-à-dire de droit commun organique.

En définissant la liberté absolue, en démontrant qu'elle tire son existence de la loi naturelle, nous avons voulu dire que les espèces prennent leur libre rang d'après la loi des nombres, loi universelle de la distribution proportionnelle et progressionnelle des conséquents comme des antécédents constituants.

La nomenclature théorique de la distribution naturelle des espèces doit, avant tout, exprimer cette admirable loi, cette loi divine d'harmonie qui ouvre le libre essor à la genèse et qui distribue ses résultats en espèces matériales, végétales et animales.

Linné a imposé dictatorialement la nomenclature arbitraire de sa méthode matérialiste, des règnes, des divisions, des classes, des ordres, des familles, des genres, etc. ; et, depuis 1735, c'est-à-dire depuis cent vingt-six ans, les savants spécialistes de l'Europe ont vécu de confiance avec ce système qui encadrait les groupes des espèces, ignorant la loi de la genèse : c'était leur ancre de salut !

Cuvier et la foule de savants remarquables qui se sont succédé depuis Linné, se sont servis du cadre méthodique de Linné ; nous aimons à constater ces faits. Mais actuellement que nous connaissons la loi naturelle, que nous savons qu'en dehors de cette loi philosophique et physiologique des nombres et de la nomenclature qui peint cette loi d'harmonie, il n'existe rien d'exact et de réel que le hasard, ce ne pourrait être que le vice de l'habitude, l'indifférence, 'ignorance, la jalousie, l'orgueil (1) du ce n'est pas *moi* qui l'ai trouvée, ou l'inaptitude à l'initiation de ce travail qui fit conserver la nomenclature de la méthode artificielle, indigne de la physiologie, puisqu'elle est arbitraire.

Il faut donc choisir entre l'ancien régime de l'erreur et le régime nouveau de la vérité scientifique.

Nous avons dit, il y a dix ou douze ans, dans nos livres de morphogénie : « *Celui qui attachera au fronton de nos musées le mot de progression aura fait faire à la science le plus grand pas.* » On voit que cela est vrai !

Pour faciliter le jugement des savants sur une question si importante, quelle a été notre plus grande préoccupation depuis douze à quinze ans ? Nous allons faire ici une exposition suivie des diverses progressions.

Il faut se rappeler qu'une espèce est le symbole de ses quantités impondérables et pondérables constituantes.

Il est nécessaire de savoir aussi que les progressions d'espèces symboliques matériales, végétales et animales, ne peuvent recevoir les mêmes noms en physiologie que les progressions de nombres en mathématiques pures, puisque ce sont des progressions de symboles, des progressions d'espèces ou de caractères d'espèces, figuratifs ou symboliques des quantités proportionnelles des matériaux constituants.

·Exposons les six progressions symboliques de la genèse :

(1) Est-ce la jalousie, est-ce l'orgueil, est-ce le *moi* qui dominent maintenant, quand ce devrait être l'amour de son pays pour l'humanité tout entière ?

#### 1° LA PROGRESSION TONIQUE OU OMAIMIENNE.

Cette progression symbolique se voit dans de faibles
rapports de différence qui existent entre les individus nor-
maux sortis des mêmes antécédents ou des mêmes précédents.

La progression tonique ou omaimienne est la preuve que
les antécédents peuvent avoir ou prendre plusieurs tonalités ; elle est la preuve des tonalités des ovules, et que
le conséquent est le résultat de ses antécédents.

La progression tonique caractérisée par la variété (1) des
frères (cette variété est proportionnelle dans l'espèce pure
et dans sa descendance) est la *progression symbolique du
premier degré.*

#### 2° LA PROGRESSION SPÉCIFIQUE.

La progression spécifique ou par différence se laisse apercevoir dans les caractères différentiels ou les rapports de
différence des espèces voisines ; si les espèces voisines sont
symboliques de leurs quantités composantes, les caractères
différentiels seront également des symboles représentatifs
des quantités différentielles.

La progression spécifique est une gamme harmonique
d'espèces voisines ; c'est la *progression symbolique du
deuxième degré.*

#### 3° LA PROGRESSION SPÉCIALE.

Plusieurs progressions spécifiques particulières, quel-
quefois réunies entre elles par des progressions spécifiques d'union, offrent un ensemble progressionnel unitaire
qui constitue la progression spéciale.

---

(1) Les variétés caractérisées par l'albinisme, le mélanisme, etc.
ne font pas partie de la progression tonique, puisque ce sont des
anomalies.

La progression spéciale est indiquée par la *spécialité* de caractères particuliers et de caractères semblables dans les espèces des diverses progressions spécifiques qui la composent.

La progression spéciale est la *progression symbolique du troisième degré*.

#### 4° LA PROGRESSION ORDINALE.

Plusieurs progressions spéciales réunies par des caractères semblables, ou même un seul caractère semblable, constituent la progression ordinale, qui, par conséquent, annonce l'ordre répandu dans les progressions spéciales ainsi réunies par les caractères semblables.

La progression ordinale est la *progression symbolique du quatrième degré*.

#### 5° LA PROGRESSION DISTRIBUTIVE.

Plusieurs progressions ordinales réunies par des caractères semblables offrent, dans les espèces qui les composent, un ensemble qui dénonce la progression distributive.

La progression distributive est la *progression symbolique du cinquième degré*.

#### 6° LA PROGRESSION GÉNÉRALE.

Enfin, plusieurs progressions distributives réunies offrent, dans les espèces qui les constituent, des caractères généraux qui établissent la généralisation et l'étendue de la progression générale.

La progression générale est la *progression symbolique du sixième degré*.

Voilà la nomenclature physiologique établie; n'exprime-t-elle pas les faits naturels dans ce qu'il y a de plus intime chez les espèces, la proportionnalité progressionnelle

des quantités composantes, et les six propriétés de la genèse fondées elles-mêmes sur ces quantités numériques?

Voilà donc la conversion de l'ancienne nomenclature
matérialiste des règnes opérée dans notre nomenclature
spiritualiste, qui n'est qu'une exposition de la loi de la
genèse; pour nous, c'est un bien grand événement, le
plus grand peut-être auquel nous ayons tous assisté
comme physiologistes, avouons-le sincèrement.

La tonalisation, la spécification, la spécialisation, l'ordinalisation, la distribution, la généralisation, sont les six
propriétés numériques, c'est-à-dire produites par les quantités constituantes des espèces dans la genèse, propriétés
physiologiques qui se déduisent des caractères symboliques des nombres ou des proportions et des progressions
des quantités composantes, ou encore des rapports numériques dans la loi divine d'harmonie.

Nous ne pensons pas que l'on puisse dépasser jamais
ces vérités.

*Exposition de la nomenclature artificielle* (Linné).
RÈGNE ANIMAL. (Matérialisme.)

| Division des vertébrés. | Classe des mammifères | Ordre des quadrumanes | Famille des singes. | Genre des orangs. | Espèce mâle \| femelle variétés. | Sous-genre. |
|---|---|---|---|---|---|---|

*Exposition de la nomenclature physiologique* (J.-E. Cornay).
GENÈSE ANIMALE. (Spiritualisme.)

| Progression générale des vertébrés. | Progression distributive des mammifères | Progression ordinale des quadrumanes | Progression spéciale des singes. | Progression spécifique des orangs. | Progression tonique ou des frères. | Espèce genre mâle \| genre femelle Producteurs ou reproducteurs physiologiques. |
|---|---|---|---|---|---|---|

7

La nomenclature ancienne ou artificielle de Linné a été créée, comme l'a avoué Cuvier, pour faciliter les études et l'enseignement.

La nomenclature nouvelle, c'est la physiologie pure, c'est l'expression sincère des faits naturels, c'est la vie, la genèse en actes.

Maintenant on peut rester attaché à l'ancien régime du règne animal, du règne végétal, du règne minéral, à l'ancien régime de l'*ego sum*, du *je suis*, à l'ancien régime du symbole ou de l'image, ce matérialisme de l'enfance de la science.

Nous, nous aimons mieux celui de l'esprit de la loi de la genèse, celui de l'harmonie divine dans les productions de la nature.

Depuis que nous avons découvert la loi naturelle de la genèse et que nous avons exposé la nomenclature physiologique, que deviennent pour nous les règnes, les divisions, les classes, les ordres (1), les familles, les genres, toutes ces corporations de l'ancien temps ?

Depuis que nous savons que les espèces se distribuent naturellement d'après la loi divine des proportions et des progressions qui exprime l'harmonie, que deviennent pour nous les noms arbitraires de la nomenclature Linnéenne ? Depuis que nous connaissons que les espèces et leurs caractères sont des symboles représentatifs des quantités de leurs matériaux impondérables et pondérables constituants, que devient pour nous le genre, ce pivot de l'ancien régime des naturalistes ?

---

(1) Dans la nomenclature arbitraire, le mot *ordre* veut dire tout simplement compagnie, réunion, corporation d'espèces, et non arrangement intérieur dans la réunion.

Absolument ce que deviennent d'anciennes mesures dont la capacité est pleine d'erreur vis-à-vis du litre ou de l'hectolitre définis par la loi des quantités.

‘ Cependant il existe encore des personnes âgées qui se servent des anciennes mesures.

Trois modes d'existence qui sont liés intimement se partagent les espèces naturelles : le mode matérial, le mode végétal et le mode animal.

Il y a donc eu genèse matériale, végétale et animale. Nous y reviendrons plus loin.

Aucune génération ne peut avoir lieu sans puiser sa liberté dans la loi du lieu, du milieu et du moment convenables, c'est-à-dire dans la loi des rapports naturels (1).

Aussi les espèces des diverses progressions spécifiques matériales, végétales et animales affectent-elles certains types et des caractères généraux appropriés au milieu dans lequel elles doivent vivre, suivant les habitudes qu'elles doivent se partager et leur destination. Dans ces faits, qui tiennent à la loi des rapports, on découvre une prévoyance spirituelle infinie, antérieure à toute genèse; ainsi, il est des espèces qui sont appelées à s'élever dans les airs, d'autres à vivre sur ou dans le sol, d'autres encore à séjourner dans les eaux et dans le sol, au fond des eaux; les unes demeurent fixées au sol, les autres sont errantes.

Elles ont donc des formes, des constitutions, des conformations organiques particulières, des appareils de respiration, de locomotion, de préhension, d'attaque, de dé-

(1) Les espèces étrangères au sol n'étant plus placées dans la loi des rapports naturels lors de leur acclimatation, subissent l'action des nouveaux circumfusa, subissent l'action du lieu, du milieu et du moment d'arrivée; elles acquièrent dans leur nouvelle patrie des formes artificielles et anormales.

fense, etc., appropriés au lieu et au milieu de leur séjour particulier.

Ces dispositions immuables ne suffisent pas pour expliquer et autoriser la création de nomenclatures artificielles appuyées sur les lieux de séjour ou sur les seuls caractères des appareils locomoteurs.

Car, malgré les faits d'ensemble de séjour dans les lieux et les milieux, il est des représentants de l'air dans l'eau et sur terre, il est des représentants de l'eau dans l'air et sur terre, il est des représentants de terre ferme dans l'air et dans l'eau.

Exemples :

L'hirondelle est de haut vol, l'autruche marche et le manchot nage;

Le brochet nage, le *trigla volitans* vole, et l'anguille rampe sur le sol et passe de la flaque d'eau desséchée à la nappe d'eau vive;

Le tigre marche, la roussette vole et la baleine nage.

M. Jules Verreaux a observé qu'il existe même dans chaque genre (genre ou progression scientifique) des sortes de représentants de l'air, de l'eau et de terre ferme, qu'il nomme des voiliers, des nageurs et des marcheurs; ces considérations portent principalement sur l'ornithologie, dans laquelle M. Jules Verreaux est un savant de premier ordre apprécié par tout le monde, en France et à l'étranger.

Ainsi les espèces sont appropriées aux différents lieux et aux différents milieux d'habitation.

Il y a eu, à la première genèse, proportionnalité de l'espèce et du lieu et du milieu à habiter, il y a eu coïncidence (1) et surtout prévoyance d'harmonie par l'esprit de la loi des nombres.

Depuis la première genèse, les nécessités domestiques, les cultures industrielles qui donnent aux espèces des aliments particuliers, les chasses qu'elles ont été obligées de soutenir, les différents circumfusa artificiels qu'elles ont été forcées de subir, enfin les milieux, les lieux et les moments non convenables dans lesquelles elles ont été appelées à vivre, les ont parfois altérées dans leur organisme général, par des vices de formes, de taille et de couleur, n'étant pas demeurées dans la loi des rapports naturels.

En sorte que les physiologistes doivent avant tout considérer les espèces dans la loi de leur constitution, de leur distribution et de leur évolution normales, et n'accepter que le cadre naturel, qui peint la loi sublime des proportions et des progressions d'harmonie qui leur donne lieu.

Pour faire ressortir les grandes idées encyclopédiques que nous venons de développer, en les puisant entièrement dans les faits de la nature, nous allons exposer la genèse matériale, d'où se déduisent les genèses végétale et animale.

_____

(1) Cette prévoyance ressort d'un rapport d'altitude dans la genèse primitive, qui a dû se faire dans des lieux, des milieux et des moments proportionnels aux espèces. M. Des Murs, l'intelligent et savant auteur du traité d'*Oologie ornithologique*, a fait ressortir notre loi de coïncidence, exprimée dans notre *Morphologie*, de ce fait que la forme de l'œuf est toujours en rapport avec celle du squelette de l'oiseau. Nous disons que la forme de l'œuf et celle de l'oiseau, dans la genèse primitive, n'étaient que le résultat d'un rapport d'altitude dépendant de la loi des rapports naturels ou des nombres.

## La genèse matériale.

La genèse matériale est celle dans laquelle la matière a pris son mode d'existence, s'est formée et s'est distribuée en espèces fluides impondérables, en espèces simples et composées pondérables. La genèse matériale est encore celle dans laquelle la substance-principe spirituelle est devenue matérielle par la loi d'harmonie que nous exprimons par des nombres.

Nous avons dit que la matière était le fluide essentiel comme principe légal des corps, et qu'elle puisait sa liberté en fractions infinitésimales dans la substance-principe spirituelle, cause première. Expliquons ces faits.

Prenons la matière à sa naissance, de la substance-principe spirituelle, qui possède en elle, comme cause première et universelle, toutes les harmonies. Nous verrons que c'est un attribut, une propriété particulière de la cause première, comme seul antécédent à toute chose, étant en même temps substance-principe et *esprit de la loi*, de constituer et de créer, par son *propre esprit légal* et par sa propre substance-principe, la matière, c'est-à-dire la substance simple matérielle, ou substance déterminée et légalisée ;

De la même manière que c'est un attribut de la matière de former ou de créer, par *sa propre loi* et sa propre substance-*principe-légal*, les espèces fluides impondérables ;

De la même manière que c'est un attribut des espèces fluides impondérables de former ou de créer, par leur *propre loi* et leur propre substance-principe, les espèces pondérables ;

De la même manière que c'est un attribut des espèces

impondérables et des espèces pondérables de former ou de
créer ensemble, par leur *propre loi* et leur propre substance-principe, les espèces végétales et animales.

Ces divers attributs, qui découlent les uns des autres,
se puisent dans la *spiritualité* légale ou harmonique de
la substance-principe spirituelle comme cause première.

La *spiritualité*, cet esprit parfait, est révélée à l'homme
par la loi des accords ou des nombres proportionnels et
progressionnels dans les espèces matériales, végétales et
animales, et dans tous les faits physiques et intellectuels.
Ce sont ces faits qui nous font dire que les modes ou manières d'être matérielles ne sont que relatifs, tandis que
la substance-principe spirituelle a été, est et demeurera
cause première créatrice dans son immuable antériorité,
en produisant éternellement les splendeurs de l'univers et
ces accords des lois et des espèces de la nature, qui sont
la source de nos émotions, de notre constante admiration
et de notre adoration de la cause divine créatrice.

Les modes matériels sont les différentes manières d'être
intimes de la substance-principe spirituelle dans ses manifestations matérielles (1) ou dans ses matérialisations
légales, particulières ou générales, distributives, ordinales,
spéciales, spécifiques et toniques.

La matière et les espèces, qui sont des modes, ne sont

_____

(1) Ce n'est pas l'acide qui agit sur l'oxyde, mais bien ce qui est
caché sous ce mot; ce n'est pas la quantité d'acide qui agit
sur la quantité d'oxyde, mais bien le tout harmonique qu'elle
représente.
Donc les mots et les nombres sont des moyens humains représentatifs, avec lesquels l'homme est arrivé à se rendre compte des faits
matériels cachés et des êtres symboliques qui, eux-mêmes, représentent l'harmonie divine qui les constitue.

que des transfigurations ou des révélations légales de la substance-principe spirituelle ; elles sont donc ses symboles proportionnels et progressionnels, ou des êtres ayant des formes figuratives des accords indéterminés, dans des accords toniques et déterminés qui les expriment.

Ainsi les symboles naturels, les espèces, sont des figures ou des formes représentatives des accords indéterminés de la substance-principe spirituelle, ou des accords toniques et déterminés de la matière, représentés par des quantités et des rapports de différence.

La matière ou substance simple déterminée est le premier symbole naturel perçu par notre esprit des quantités proportionnelles et progressionnelles, qui représentent les accords indéterminés de la substance-principe spirituelle qui la constituent.

Les fluides impondérables sont les symboles naturels perçus par nos sens et par notre esprit des quantités proportionnelles et progressionnelles de la matière qui les constituent.

Les corps pondérables simples sont les symboles naturels perçus par nos sens et par notre esprit des quantités proportionnelles et progressionnelles des fluides impondérables qui les constituent.

Les corps pondérables composés sont les symboles naturels perçus par nos sens et par notre esprit des quantités proportionnelles et progressionnelles des corps simples pondérables qui les constituent.

Les végétaux et les animaux sont des symboles naturels perçus par nos sens et par notre esprit des quantités proportionnelles et progressionnelles des fluides impondérables et des corps simples et composés pondérables qui les constituent.

Partant de cette énumération positive, examinons la genèse particulière de la matière.

La matière révèle et symbolise par ses accords toniques, c'est-à-dire déterminés et représentés dans l'ensemble de ses proportions et de ses progressions infinitésimales par les nombres qui expriment l'esprit de sa loi d'existence, la sagesse de la prévoyance et la justice distributive de la substance-principe spirituelle comme cause première. Le mot matière, les nombres proportionnels et progressionnels, les mots accords toniques sont de notre invention humaine, pour nous rendre compte de la cause première et la concevoir dans ses transfigurations certaines en ses symboles remplis de son harmonie;

Alors les proportions progressionnelles infinitésimales de la matière établissent et définissent ses tonalités fractionnelles, d'où la tonalité dans chaque fraction infinitésimale matérielle provient de la proportionnalité légale de la substance-principe spirituelle, ou de la quantité de son harmonie attribuée à chaque fraction matérielle.

Voici l'explication de la matière-symbole dans ses différents accords légaux qui produisent ses propriétés.

Ainsi la substance-principe spirituelle, existant en soi en accords indéterminés, devient tangible ou se dévoile à nous, par la loi, en s'attribuant des rôles partiels par les quantités d'harmonie qu'elle épand dans des accords toniques ou déterminés d'une infinité de degrés ou de tonalités que nous ne pouvons mieux exprimer que par les proportions et les progressions numériques que nous percevons dans les symboles.

Et une fois les accords indéterminés devenus toniques ou sensibles dans les nombres qui sont la loi, la substance-principe spirituelle qui les constitue est désormais déterminée, elle est dévoilée, elle est devenue matière, c'est-à-dire principe légal des corps en accords toniques, suivant les nombres mêmes.

Ce sont les accords toniques déterminés et fractionnels infinitésimaux de la matière qui, en se mariant ou se combinant par tonalités proportionnelles et progressionnelles, se distribuent en espèces fluides impondérables.

Dans les accords, les tonalités fécondantes sont, par nous, dites mâles, et les tonalités fécondées sont dites femelles.

Ce sont les espèces fluides impondérables chimiques qui, en se mariant ou en se combinant par mâle et par femelle suivant des proportions progressionnelles, se distribuent en espèces simples pondérables, dites corps simples pondérables.

Ce sont les corps simples pondérables qui, en se mariant ou en se combinant par mâle et femelle suivant des proportions progressionnelles, se distribuent en corps composés pondérables.

Ce sont les espèces fluides impondérables et les corps simples et composés pondérables qui, en se mariant ou en se combinant suivant des proportions progressionnelles, se distribuent en espèces végétales et animales.

Les mariages ou combinaisons se passent, comme nous l'avons expliqué plus haut, par l'alliance des éléments mâles et des éléments femelles, qui forment des accords proportionnels et équationnels de leurs quantités d'harmonie constituantes.

Nous en avons assez dit sur la genèse et sur la distribution de la matière ou substance simple matérielle, cette première manifestation ou révélation de la substance-principe spirituelle.

La matière étant constituée, des fractions infinitésimales symboliques des harmonies de la cause première, voyons ce que sont les fluides impondérables : nous considérons les espèces fluides impondérables comme des unités symboliques, puisqu'elles sont formées de fractions infinitésimales de la matière ; de même que les espèces pondérables simples et composées, ainsi que les espèces végétales et animales, représentent des unités symboliques, puisqu'elles sont des êtres isolés, complets et relativement stables, formés d'addents composants qui jouent le rôle de fractions.

Les espèces de la nature sont des unités symboliques, des nombres dans leurs matériaux impondérables et pondérables constituants.

D'après nos observations, nous avons acquis la certitude que les espèces fluides impondérables se distribuent en trois progressions ordinales immenses dans l'univers ; ces trois progressions sont les suivantes :

1° La progression proportionnelle des espèces fluides impondérables, ayant dans certains cas pour propriété la lumière ;

2° La progression proportionnelle des espèces fluides impondérables, ayant dans certains cas pour propriété la chaleur ;

3° La progression proportionnelle des espèces fluides impondérables ayant dans certains cas pour propriété l'électricité.

Les différentes espèces de rayons fluides de ces trois progressions existent, dans les espèces matérielles, végétales et animales et entre les corps planétaires, mariées suivant la loi des éléments mâles et des éléments femelles, à l'état de *rayons fluides chimiques impondérables et pondérabi-*

*lisés*, et à l'état de *rayons fluides organiques impondé-rabilisés*.

Elles existent dans l'univers par accords toniques ou dé-terminés en proportions et en progressions, mariés par mâle et femelle, c'est-à-dire en tonalités respectives.

Les rayons fluides impondérables d'abord sont d'autant plus chimiques, qu'ils sont plus éloignés d'avoir pour propriété la lumière, la chaleur et l'électricité.

De même que les rayons fluides impondérables sont d'autant plus organiques et fluides, qu'ils ont pour pro-priété la lumière, la chaleur et l'électricité, et qu'ils s'é-loignent par conséquent de la nature chimique représentée par les rayons non lumineux, les rayons froids et les rayons non électriques.

Comme nous l'avons dit ailleurs, les rayons fluides chi-miques sont ceux qui constituent les corps simples par les accords trinitaires et par proportions et progressions de rayons qui jouent le rôle de mâles et de femelles dans une interférence centripète ; ils sont les *rayons de consti-tution* des corps.

Les rayons fluides organiques mariés de la même ma-nière entre eux et avec les rayons fluides chimiques par équation double, etc., sont les *rayons de distribution* des rayons chimiques, par interférence : ils sont donc des *rayons d'organisation*, puisqu'ils distribuent ces rayons chimiques sous des formes sphériques ou qui tiennent de la sphère, et sous des formes polyédriques particulières, qui sont elles-mêmes proportionnelles et progressionnelles.

La soustraction des rayons du calorique opérée par cause externe, donne aux rayons chimiques la facilité de se con-centrer sous l'influence des rayons fluides électriques pour former les corps simples pondérables, en suivant toujours la loi des nombres proportionnels et progressionnels.

Les accords toniques sont fractionnels de la matière, ils sont donc individuellement proportionnels; ils sont aussi progressionnels entre eux par leurs rapports de différence; on doit les considérer comme représentant chacun trois éléments complexes immatériels déterminés par la loi des nombres (1), et comme représentant chacun un accord complexe indéterminé d'harmonie divine (2) ou de la substance-principe spirituelle.

Un accord spirituel est une équation de la substance et du principe dans l'esprit légal : c'est l'accord en Dieu; un accord matériel est une équation de ce qui joue le rôle de femelle et de ce qui joue le rôle de mâle dans la loi des nombres.

L'accord matériel est fluide; il est représenté par trois rayons fluides de la matière.

Ce que nous venons d'exposer fait concevoir la loi d'alliance qui, sans l'esprit d'alliance dans l'union spirituelle

---

(1) Les nombres nous ont fait comprendre par les proportions et par les progressions qu'il existe des gammes infinies d'accords matériels toniques formés des alliances trinitaires des rayons fluides de la matière qui, conçus en soi, donnent une idée des gammes infinies des accords spirituels, universels, éternels, indéterminés d'harmonie qui constituent la substance-principe spirituelle, voilée en Dieu.

(2)                                Divine équation

| Unité spirituelle, | | Unité matérielle, | |
|---|---|---|---|
| Esprit légal, | Proportions | Loi, | |
| Principe, | Substance indéterminée, | et progressions, | Principe, | Substance déterminée, |
| D'où les accords spirituels indéterminés. | Harmonie de l'univers en Dieu. | D'où les accords matériels déterminés. | |

du principe divin et de la substance divine, n'aurait pu être offerte par la cause première dans la genèse.

Sans la loi d'alliance la cause première n'aurait jamais pu se concevoir dans son passage de l'état indéterminé à l'état déterminé ; elle n'aurait jamais pu devenir tangible à notre esprit, elle ne se serait jamais déterminée ; matérialisée et dévoilée à nos regards et à notre intelligence.

L'esprit d'alliance a donné la loi d'alliance, et la loi d'alliance nous a fait comprendre les accords toniques ou déterminés en proportions et en progressions.

Les rayons fluides de la matière en accords déterminés sont les seuls moyens qu'ont eu les accords indéterminés de l'harmonie divine de devenir tangibles.

Les accords indéterminés sont rendus tangibles sous la forme de rayons fluides de la matière en fractions infinitésimales de rayons.

Et alors ce ne peut être que par interférence centripète, en alliances trinitaires proportionnelles et progressionnelles ou par tonalités mâles et femelles que les rayons fluides de la matière constituent chaque accord matériel ou tonique.

Trois éléments immatériels constituent un accord immatériel : 43,200 éléments immatériels constituent 14,400 accords immatériels ; ces derniers nombres sont les nombres génésiques d'un rayon fluide de la matière.

Un rayon fluide de la matière représente donc 43,200 éléments immatériels en 14,400 accords immatériels ; trois rayons fluides de la matière constituent un accord tonique matériel : l'accord tonique représente donc 129,600 éléments immatériels en 43,200 accords immatériels d'harmonie divine.

Nous avons calculé qu'il fallait 360 rayons fluides de la

matière multipliés par leur tiers, 120, ou 43,200 rayons fluides de la matière en 14,400 accords toniques pour former un rayon fluide impondérable, soit chimique, soit organique, qu'il tienne de la lumière du calorique ou de l'électricité.

D'après l'existence trinitaire de la cause première qui est principe-substance et esprit légal, d'après le mode trinitaire des espèces fluides impondérables organiques, nous déduisons que chaque accord est trinitaire par ses éléments constituants, et que les alliances (1) des accords se résument dans des unités équationnelles trinitaires, ce qui est réel, parce que ces alliances se font par équation double, triple, quadruple, etc., etc., ou équations réciproques proportionnelles, etc.

En sorte que la progression proportionnelle des alliances des accords toniques, qui sont les éléments trinitaires déterminés les plus simples de la nature après les rayons de la matière qui les constituent ne peut être que la suivante : 1, 2, 3, 4, 5, 6, 7, 8, 9, 10, etc., etc.

Dans le tableau qui suit, 3 rayons matériels toniques représentent un accord matériel ou tonique, 6 rayons deux accords, et ainsi de suite jusqu'à 360 rayons fluides matériels, qui représentent 120 accords toniques ; en multi-

(1) La loi d'alliance est exprimée par la réunion dans une équation réciproque (force active, force passive), ou dans une équation double, triple, quadruple, etc., de ce qui joue le rôle de mâle et de ce qui joue le rôle de femelle.

Qu'est-ce qu'une alliance, sinon le résultat de la réunion des éléments mâles et des éléments femelles en équation proportionnelle et progressionnelle ? Un accord tonique peut jouer le rôle de mâle et un autre accord tonique celui de femelle. Il existe des alliances d'éléments immatériels ; des alliances de rayons fluides et des alliancords.

pliant 360 rayons par leur tiers; 120 rayons, on obtient 43,200 rayons en une surface de sphère de 14,400 accords toniques constituant un rayon fluide impondérable.

| 1+1+1 = | 3 | 6 | 9 | 12 | 15 | 18 | 21 | 24 | 27 | 30 |
|---|---|---|---|---|---|---|---|---|---|---|
| | 33 | 36 | 39 | 42 | 45 | 48 | 51 | 54 | 57 | 60 |
| | 63 | 66 | 69 | 72 | 75 | 78 | 81 | 84 | 87 | 90 |
| | 93 | 96 | 99 | 102 | 105 | 108 | 111 | 114 | 117 | 120 |
| | 123 | 126 | 129 | 132 | 135 | 138 | 141 | 144 | 147 | 150 |
| | 153 | 156 | 159 | 162 | 165 | 168 | 171 | 174 | 177 | 180 |
| | 183 | 186 | 189 | 192 | 195 | 198 | 201 | 204 | 207 | 210 |
| | 213 | 216 | 219 | 222 | 225 | 228 | 231 | 234 | 237 | 240 |
| | 243 | 246 | 249 | 252 | 255 | 258 | 261 | 264 | 267 | 270 |
| | 273 | 276 | 279 | 282 | 285 | 288 | 291 | 294 | 297 | 300 |
| | 303 | 306 | 309 | 312 | 315 | 318 | 321 | 324 | 327 | 330 |
| | 333 | 336 | 339 | 342 | 345 | 348 | 351 | 354 | 357 | 360 |

PRINCIPE. / LOI. / SUBSTANCE. — Trinité unitaire d'un accord fluide matériel.

Dans la convergence des rayons fluides de la matière pour la formation d'un rayon impondérable, les rayons toniques matériels viennent de toute part vers le centre d'une sphère fictive où se passe le phénomène d'interférence, sollicités les uns vers les autres par leur tonalité mâle ou femelle ou par leur harmonie proportionnelle et progressionnelle; il est évident alors, que pour se rendre compte du *nombre* des accords toniques matériels qui s'unissent dans le but de la constitution d'un rayon de fluide impondérable, il est nécessaire de connaître tous les points de la sphère fictive : il faut donc multiplier 360 par 120 ou la circonférence du cercle par le tiers de cette circonférence ou le diamètre, ce qui nous donne le nombre de 43,200 rayons fluides de la matière en 14,400 accords matériels toniques dans un seul rayon impondérable, qu'il soit chimique ou organique.

Un rayon fluide impondérable est donc constitué par 43,200 rayons fluides de matière en 14,400 accords.

Chaque rayon fluide de matière étant formé de 43,200 éléments immatériels en 14,400 accords immatériels unifiés dans le rayon fluide matériel en équation trinitaire, l'unification proportionnelle et progressionnelle de 43,200 rayons de matière en 14,400 accords toniques dans le rayon impondérable fera que ce rayon impondérable lui-même ne sera formé que de trois éléments immatériels équationnés et dévoilés, c'est-à-dire d'une quantité d'harmonie tangible trinitaire proportionnelle, et cela pour chaque rayon impondérable, qu'il soit de lumière, de calorique ou d'électricité, qu'il soit chimique ou organique.

Chaque rayon impondérable possède donc en lui, principe-substance et esprit légal, devenus tangibles par la loi dans une trinité unifiée, déterminée et féconde.

Un rayon fluide de matière et un rayon fluide impondérable, quelle que soit leur tonalité, représentent donc un produit dévoilé par la loi de leurs proportions et de leurs progressions d'harmonie.

Les rayons fluides impondérables chimiques et organiques, sont tellement nombreux dans la nature, puisqu'ils constituent les corps et qu'ils donnent la forme et le mouvement aux espèces astronomiques et aux espèces matériales, végétales et animales, que les rayons fluides de la matière doivent former des gammes proportionnelles et progressionnelles infinies, qui ne peuvent être définies que par les nombres, les proportions et les progressions qui ne peuvent être comprises elles-mêmes que par l'examen d'un jet de rayon de la lumière.

Les conséquents puisent leur différence dans la tonalité de leurs éléments constituants.

Toujours est-il que nous venons d'expliquer la genèse des différents rayons de la matière et des rayons impondérables, ainsi que leurs alliances, leur application à exprimer des quantités d'harmonie divine.

D'après ces données, nous possédons désormais le *nombre*, qui va nous conduire à la connaissance de la quantité de rayons impondérables qui constitue un rayon fluide de corps simple par *interférence centripète* ou centre de la sphère fictive de leur convergence.

Ce sont les rayons chimiques impondérables qui donnent naissance à un rayon fluide de corps simple, de la même manière que les rayons fluides de la matière donnent naissance à un rayon fluide impondérable par alliances proportionnelles et progressionnelles, et par tonalités.

Ainsi le nombre qui va nous conduire à l'idée de la quantité de rayons fluides, chimiques, impondérables, qui constituent par leur interférence un rayon fluide de corps simple, est le résultat de la multiplication de 360 par son tiers, 120, ce qui donne 43,200 ; il faut 43,200 rayons fluides impondérables chimiques pour former un corps simple à l'état de rayon fluide qui constitue l'équation symbolique des 43,200 rayons chimiques en 14,400 accords.

Enlevez au rayon fluide de corps simple des rayons calorifiques, il est gazeux ; enlevez-en encore, il est liquide ; enlevez-en encore, il est solide, cristallisé par les rayons organo-électriques.

Le nombre de 43,200 exprime donc tous les points de

la sphère fictive où passent les 43,200 rayons impondérables chimiques pour gagner le centre vital de leur interférence, où, en se fixant, ils donnent naissance à un
rayon de corps simple au moyen de 43,200 alliances et
de 14,400 accords qui forment, dans le rayon de corps
simple, une alliance équationnelle telle, qu'il n'est lui-
même qu'une trinité unitaire renfermant, comme ces antécédents constituants, trois éléments immatériels d'harmonie divine proportionnels, représentant le principe, la
substance et l'esprit légal.

Maintenant étudions bien le raisonnement et le calcul
suivants :

Comme un rayon fluide de la matière représente
43,200 éléments immatériels, un rayon chimique ou organique impondérable représentera, puisqu'il faut 43,200
rayons fluides de la matière pour sa constitution, 43,200
$\times$ 43,200 éléments immatériels, c'est-à-dire 1,866,240,000
éléments immatériels ;

Un rayon de corps simple représentera donc alors, puisqu'il faut 43,200 rayons chimiques impondérables pour sa
constitution, 43,200 $\times$ 1,866,240.000 éléments immatériels, c'est-à-dire (1) 80,621,568,000,000 éléments immatériels fractionnels, dont les 26,873,856,000,000 accords
seront dans une équation trinitaire telle dans le rayon
fluide de corps simple, que ce rayon sera un produit trini-

_____

(1) En laissant de côté l'application inutile ou bizarre de la
transubstantiation, il est donc impossible que la substance se trans-
forme en une autre substance, comme le veulent les transubstantia-
teurs; mais il y a quelque chose de positif dans le fond de cette
idée, le voici : c'est que la substance produit, par des quantités
proportionnelles et progressionnelles, fixes, constituantes, équationnelles, tous les êtres plus ou moins relatifs.

taire, proportionnel de la quantité d'harmonie divine qu'il représente et qui le constitue (1).

Et par le fait des alliances équationnelles, le rayon fluide de corps simple n'aura en inhérence, comme ses antécédents et comme les antécédents de ses antécédents, que trois éléments immatériels formant une unification parfaite représentant le principe, la substance et l'esprit légal (2) dans une divine harmonie.

Voici par quel enchaînement simple, grandiose et spirituel, c'est-à-dire légal, la cause des causes, la cause première, se révèle à nous et se dévoile en s'attribuant des rôles partiels d'harmonie dans les symboles ou espèces matériales, végétales ou animales.

Ainsi un corps simple à l'état fluide, gazeux, liquide ou solide, n'est qu'un symbole représentatif d'une quantité proportionnelle trinitaire d'harmonie divine, dont les nombres nous expriment la grandeur.

Pour nous, un corps simple a quatre états : le cristallisé, le liquide, le gazeux et le *fluide*; ces états sont occasionnés, pour les trois derniers, par des quantités proportionnelles de fluide calorique véhiculaire; l'état cristallisé, par le fluide organo-électrique.

Et c'est précisément parce que ces états ne tiennent qu'à la quantité de fluide calorique véhiculaire, qu'il est certain qu'un corps simple a aussi l'état fluide.

(1) Nous qui avons étudié les êtres visibles infiniment petits, aussi, les êtres dits microscopiques et les êtres transmicroscopiques, nous ne trouvons point étonnant que ces êtres soient constitués d'une somme correspondante d'harmonie, qui seule peut nous expliquer leur existence.

(2) C'est la manière d'être de la cause première, de l'*esprit antérieur*, d'être principe-substance et esprit légal en même temps, et sans séparation possible dans ce mode d'unité trinitaire.

Ici nous avons pénétré un *grand secret : c'est l'état fluide des corps simples* sous le nom de rayons de corps simple.

Un rayon de corps simple est précisément celui qui se produit par l'interférence de rayons chimiques impondérables qui jouent le rôle de mâles et de femelles dans un mariage ou une combinaison proportionnelle et progressionnelle au centre d'une sphère fictive, où le rayon de corps simple est créé.

Un corps simple fluide devient gazeux, liquide ou solide par le départ ou l'efférence de quantités, de fluide calorique véhiculaire, organique de ces états ; un corps simple solide devient liquide, gazeux et fluide par l'arrivée ou l'afférence de quantités de fluide calorique véhiculaire organique de ces états.

Les corps simples se combinent, se marient en revenant réciproquement à leur état fluide pour former une équation double dans le produit.

Mais si les rayons fluides d'un corps simple forment entre eux une équation proportionnelle dans leur unification propre, nous pouvons dire désormais que le rayon simple oxygène se combine, s'équationne ou se marie avec le rayon simple fer pour former l'oxyde de fer.

Le rayon oxyde de fer sera un rayon composé lors de sa combinaison avec l'acide sulfurique, par exemple, qui sera un rayon composé lors de sa combinaison dans la formation du sulfate de fer ; le sulfate de fer est une équation double de ces rayons simples réunis polarisés, équationnés ; le phénomène d'alliance de ces rayons ne peut se concevoir que par la proportionnalité progressionnelle des rayons mariés par mâles et femelles harmoniques et par équation.

Nous pouvons dire maintenant le rayon-cuivre (1), le rayon-or, le rayon-argent, le rayon-calcium, etc., etc., nous rappelant que chacun de ces rayons est une équation multiple (2) des antécédents constituants.

C'est à l'état de rayons fluides que les corps simples se combinent entre eux, car ce n'est ni à l'état solide, ni à l'état liquide, ni à l'état gazeux; mais le phénomène de combinaison peut se passer dans les solides, les liquides et les gaz, et naître de l'état solide, de l'état liquide, de l'état gazeux, sans que l'homme peu initié comprenne le phénomène.

C'est à l'état de rayons fluides que les corps simples ou composés traversent les corps gazeux, liquides ou solides, et les espèces matériales, végétales ou animales, et peuvent voyager et produire des genèses, des générations, suivant leurs relations, d'après la loi des nombres, dans des lieux, des milieux et des moments convenables; l'homme peu initié ne saurait comprendre suffisamment cette loi des rapports naturels : ils peuvent également en traversant les espèces occasionner la maladie, la destruction ou la mort.

C'est par la proportionnalité équationnelle réciproque de leurs rayons fluides que les corps passent de l'état fluide à l'état liquide pour prendre l'état solide cristallisé, le type symbolique réel et parfait des nombres constituants ; c'est ainsi que la matière fluide se fixe relativement.

Les rayons de constitution sous le contrôle des rayons d'organisation sont toujours proportionnels à l'espèce qui

---

(1) Ces idées ont été exprimées dans notre *Morphologie* grand in-18, 1850, et dans notre *Morphogénie* grand in-18, 1853.

(2) Toute équation double ou multiple des antécédents est un être, et l'on peut dire : tout être équationné est créé. — (J.-E. Cornay.)

constitue leur équation numérique, dont la forme est le symbole.

Les différentes espèces de rayons, qu'ils soient de matière, qu'ils soient impondérables, chimiques ou organiques, qu'ils soient de corps simple, *se prouvent les uns par les autres* et se retrouvent à chaque instant et à chaque pas dans leurs rôles particuliers chez les espèces matérialles, végétales et animales.

Définissons ici les trois actions des fluides par rapport à une centralisation donnée. Ces actions sont l'*interférence*, l'*efférence* et l'*afférence*.

1° L'*interférence génésique* n'est autre chose que la jonction centrale, la fusion intime, proportionnelle et progressionnelle, le mariage de rayons fluides mâles et femelles, c'est-à-dire jouant ces rôles au même point où ils ne peuvent se dévier, y formant une équation d'harmonie. Si cette action se passe entre 43,200 rayons impondérables, chimiques, proportionnels et progressionnels, au centre d'une sphère fictive, il se produit le *phénomène d'interférence génésique*, le plus complet, *un produit* fluide.

2° L'*efférence génésique* est le contraire de l'afférence; c'est tout simplement l'action d'émission fluide qui se passe lors d'une alliance de deux ou plusieurs corps revenant à l'état fluide en se mettant à leur tonalité réciproque, en se mettant en proportionnalité équationnelle; il se dégage alors des rayons chimiques et organiques (1), ce que l'on apprécie par un dégagement d'électricité, de calorique et de lumière.

L'efférence se continue lorsque les corps passent de l'état gazeux à l'état liquide, et de l'état liquide à l'état cristallisé, ou état parfait.

(1) Ou rayons émergents toniques.

La constitution des états gazeux, liquide et solide des corps constitue les trois derniers temps (1) de la genèse matériale et de la reproduction matériale. Les trois derniers temps de la genèse animale et végétale sont très-bien indiqués aussi : 1° chez les insectes, par la larve, la chrysalide et l'insecte parfait ; 2° chez les végétaux, par la graine, l'embryon-germe, la plante parfaite ; 3° chez les animaux, par l'œuf, le fœtus, l'animal parfait.

3° L'*afférence génésique* est un apport de rayons fluides (2) lors du mariage de deux ou plusieurs corps qui passent, pour cette alliance, à l'état fluide, mais d'une manière intime et appréciable seulement par un phénomène de froid qu'ils produisent ; c'est ainsi qu'ils se mettent à leur tonalité réciproque et en proportionnalité équationnelle. Il se puise alors dans les corps environnants des rayons chimiques et organiques.

L'afférence ou apport fluide se produit aussi lors du passage d'un corps cristallisé à l'état liquide, de l'état liquide à l'état gazeux, de l'état gazeux à l'état fluide.

L'*interférence*, l'*efférence* et l'*afférence* sont donc trois actes physiologiques qui s'exercent dans la loi des proportions et des progressions, la loi des nombres ou d'harmonie.

Les rayons fluides, chimiques et organiques, qui ont pour propriété la lumière, sont les régulateurs de la coloration des corps et des espèces ; ils entrent dans leur constitution.

---

(1) Les six temps de la genèse matériale sont :
La création des rayons fluides de la matière ;
La création des rayons fluides impondérables ;
La création des rayons fluides de corps simples ;
La création des corps simples à l'état gazeux ;
La création des corps simples à l'état liquide ;
La création des corps simples à l'état cristallisé.

(2) Ou rayons complémentaires toniques.

Les rayons fluides, chimiques et organiques, qui ont pour propriété la chaleur, sont les régulateurs des états des corps et des espèces; ils entrent dans leur constitution.

Les rayons fluides, chimiques et organiques, qui ont pour propriété l'électricité, sont les régulateurs de la forme des corps et des espèces; ils entrent dans leur constitution.

Dans ces rayons, il en est de chimiques et d'organiques; les chimiques sont incolores.

Les rayons chimiques ou de composition des corps et des espèces, et les rayons organiques ou d'organisation des corps et des espèces, forment dans chaque corps et dans chaque espèce une équation par égalité proportionnelle et progressionnelle de quantités en accords trinitaires (1).

Les rayons chimiques et organiques forment des gammes de rayons proportionnels et progressionnels dans chaque corps; ceci est prouvé par les actes d'*efférence* et d'*afférence*. En effet, qu'est-ce qui pourrait déterminer ces deux actions d'*émission* et d'*apport* fluide, s'il ne fallait pas que la proportionnalité existât dans la tonalité des corps qui se marient dans leurs rayons fluides constituants?

Ainsi le rayon simple oxygène, en se combinant au rayon simple hydrogène pour former de l'eau, occasionne une *efférence* d'électricité, de calorique et de lumière; c'est pour que la proportion existe dans leur tonalité réciproque

(1) Qu'est-ce que les émanations odorantes des corps en général, et celles des métaux, etc., en particulier, sinon la preuve physique de l'état fluide des corps et du mouvement perpétuel de leur matière et de celui de la vie? Il est des émanations que nous ne percevons pas par les sens, ce sont celles des fluides chimiques, dont nous n'obtenons connaissance que par la lumière, le calorique et l'électricité, le froid, etc., qui ne sont que les effets et les propriétés des fluides impondérables organiques.

lors de leur contraction de l'état gazeux à l'état liquide.

Il est impossible que l'oxygène s'unisse au fer, au cuivre, au zinc, à l'or, à l'argent, etc., à la même tonalité dans leurs combinaisons ; les corps se mettent tous en présence intime fluide dans des tonalités réciproques, équationnelles et proportionnelles ; sans cela, la nature ne serait pas l'expression de la sagesse, et la cause première pourrait se comparer, dans l'harmonie qu'elle épand de toute part par la distribution légale de la matière dans les symboles, à un pauvre maçon mêlant sans mesure de l'eau et de la chaux, qui aujourd'hui ferait bien, demain ferait mal son produit.

Ainsi tous les rayons fluides, tous les corps et tous les êtres puisent la liberté de leurs alliances dans *la loi des tonalités* (1), qui par le fait est l'expression des quantités proportionnelles et progressionnelles des antécédents constituants qui entrent dans leurs alliances équationnelles.

Nous ne voulons point nous étendre dans les détails de la chimie générale ou spéciale ; seulement nous dirons que si la chimie est très-avancée sous le rapport des quantités, en volumes et en poids, sur les réactions des corps, etc., elle est très-peu fondée quant à ses principes, qui tiennent du matérialisme de l'atome, de la particule et de la molécule.

---

(1) Les chimistes ont bien reconnu les quantités composantes d'un corps composé ; ils ont bien établi les relations des volumes entre eux, des poids entre eux, les rapports des volumes aux poids relativement à chaque corps d'une combinaison. Ainsi, pour l'eau (protoxyde d'hydrogène), ils ont dit : deux parties d'hydrogène contre une partie d'oxygène en volume, ou d'oxygène, 88,9 d'hydrogène, 11,1 en poids ; mais ils n'ont jamais compris et jamais reconnu les tonalités proportionnelles et réciproques dans les combinaisons des corps, cela nous était réservé.

Nous n'avons point l'intention d'exposer ici la genèse
végétale et animale, l'ayant fait dans nos livres de morphologie et de morphogénie ; nous donnerons seulement comme
exemple, dans des tableaux, quelques détails sur la distribution des espèces végétales et animales ; nous donnerons
également la distribution des espèces impondérables et
pondérables dans d'autres tableaux, par lesquels on pourra
apprécier la sagesse universelle, et, si le positivisme est un
moyen sûr d'obtenir la vérité, il sera prouvé qu'il est ren-
fermé dans l'analyse et la synthèse.

D'après ce que nous avons dit dans ce chapitre et dans
ce livre, il est facile de voir que nous avons expliqué la
loi d'accord, la loi des nombres, loi naturelle dont l'esprit
parfait et divin donne à la constitution intime, à l'organisation apparente et à la distribution des fluides matériels
des corps et des espèces le cachet immuable de l'harmonie.

Les hommes arriveront donc à prendre une exacte connaissance des faits physiques et des faits métaphysiques,
qu'ils réduiront à leur juste valeur. Ils connaîtront la cause
première antérieure, universelle, éternelle, si admirable
dans les sublimes symbolisations de son être que toutes
les créations sont les transfigurations légales, qu'elle opère
des accords indéterminés de l'unité trinitaire de son principe, de sa substance et de son esprit légal ; si admirable
qu'elle a donné la loi symbolique de ses harmonies que
nous exprimons par les nombres et dans laquelle la genèse,
la génération et la reproduction ont puisé, puisent et pui-
seront leur liberté, par cela même que la cause première
est une unité collective spirituelle dont l'universalité est
si entière que nous ne pouvons la faire comprendre que par
le secours des proportions et des progressions, dont les
limites sont infinies.

GENÈSE MATÉRIELLE.

Progression générale des impondérables.

Progression distributive des espèces fluides.

## Tableau partiel de la genèse des espèces fluides impondérables.

| Progression ordinale | Progression spéciale | Progression spécifique | Progression spécifique | Rayons | |
|---|---|---|---|---|---|
| Première progression ordinale, rayons fluides de la lumière (1). | Première progression spéciale des rayons fluide incolores et colorés devenant pondérables. | Première progression spécifique des rayons fluides incolores. | Première progression spécifique des rayons fluides chimiques | Rayons de composition des corps ou forces mortes. | Progressions toniques. |
| | | Deuxième progression spécifique des rayons fluides colorés. | Deuxième progression spécifique des rayons fluides organiques | Rayons d'organisation des corps ou forces vives. | Progressions toniques. |
| | Deuxième progression spéciale des rayons fluides non lumineux et lumineux restant impondérables. | Première progression spécifique des rayons fluides non lumineux. | Première progression spécifique des rayons fluides organiques | Rayons d'organisation des corps ou forces vives. | Progressions toniques. |
| | | Deuxième progression spécifique des rayons fluides lumineux. | Deuxième progression spécifique des rayons fluides chimiques | Rayons de composition des corps ou forces mortes. | Progressions toniques. |
| Deuxième progression ordinale, rayons fluides de la chaleur (1). | Première progression spéciale des rayons fluides non chauds et chauds devenant pondérables. | Première progression spécifique des rayons fluides non chauds. | Première progression spécifique des rayons fluides chimiques | Rayons de composition des corps ou forces mortes. | Progressions toniques. |
| | | Deuxième progression spécifique des rayons fluides chauds. | Deuxième progression spécifique des rayons fluides organiques | Rayons d'organisation des corps ou forces vives. | Progressions toniques. |
| | Deuxième progression spéciale des rayons fluides non chauds et chauds restant impondérables. | Première progression spécifique des rayons fluides non chauds. | Première progression spécifique des rayons fluides organiques | Rayons d'organisation des corps ou forces vives. | Progressions toniques. |
| | | Deuxième progression spécifique des rayons fluides chauds. | Deuxième progression spécifique des rayons fluides chimiques | Rayons de composition des corps ou forces mortes. | Progressions toniques. |
| Troisième progression ordinale, rayons fluides de l'électricité (1). | Première progression spéciale des rayons fluides non électriques et électriques devenant pondérables. | Première progression spécifique des rayons fluides non électriques. | Première progression spécifique des rayons fluides chimiques | Rayons de composition des corps ou forces mortes. | Progressions toniques. |
| | | Deuxième progression spécifique des rayons fluides électriques. | Deuxième progression spécifique des rayons fluides organiques | Rayons d'organisation des corps ou forces vives. | Progressions toniques. |
| | Deuxième progression spéciale des rayons fluides non électriques et électriques restant impondérables. | Première progression spécifique des rayons fluides non électriques. | Première progression spécifique des rayons fluides organiques | Rayons d'organisation des corps ou forces vives. | Progressions toniques. |
| | | Deuxième progression spécifique des rayons fluides électriques. | Deuxième progression spécifique des rayons fluides chimiques | Rayons de composition des corps ou forces mortes. | Progressions toniques. |

Les progressions toniques ne peuvent être entrevues que par le calcul, la logique et les infiniment petits.

(1) La lumière, la chaleur et l'électricité ne sont que des propriétés des rayons fluides.

## GENÈSE MATÉRIELLE.

### Première progression générale des pondérables.
#### Progression distributive des espèces simples.

## Tableau partiel de la genèse des espèces simples pondérables.

| Progression ordinale | Progression spéciale | Progression spécifique | Espèces | |
|---|---|---|---|---|
| Progression ordinale des métalloïdes (1). | Progression spéciale des électro-résineux. | Progression spécifique des espèces fécondantes ou mâles. | Oxygène. | L'oxygène est pour ainsi dire le seul corps fécondant de la nature, il joue certainement le rôle le plus important de principe mâle, en s'unissant aux autres corps, suivant des tonalités proportionnelles et progressionnelles. |
| | Progression spéciale des électro-vitrés. | Progression spécifique des espèces fécondées ou mâles et femelles. | Soufre. Azote. Phore. Chlore. Brome. Iode. Phosphore. Bore. Carbone. Hydrogène. | Tous ces corps simples sont des fécondants accessoires; cependant quelques-uns jouent des rôles très-importants comme fécondants ou comme fécondés, après s'être alliés à l'oxygène ou à l'hydrogène. |
| Progression ordinale des métaux (1). | Progression spéciale des électro-résineux. | Progression spécifique des espèces fécondantes ou fécondées ou mâles et femelles. | Sélénium. Arsenic. Chrome. Molybdène. Vanadium. Tungstène. Antimoine. Tellure. Tantale. Titane. Silicium. | Tous ces corps simples ont besoin de l'alliance de l'oxygène pour devenir fécondants ou fécondés; ils jouent des rôles peu importants sur notre globe jusqu'à présent, excepté le silicium. |
| | Progression spéciale des électro-résineux. | Progression spécifique des espèces fécondées ou mâles et femelles. | Or. Osmium. Iridium. Platine. Rhodium. Palladium. Mercure. Argent. Cuivre. Urane. Thorinium. Zirconium. Bismuth. | Tous ces corps simples jouent le rôle important de fécondés ou de femelles. |
| | Progression spéciale des électro-vitrés. | Progression spécifique des espèces fécondées ou femelles. | Étain. Plomb. Cadmium. Nickel. Cobalt. Fer. Zinc. Manganèse. Cérium. Sodium. Potassium, etc. | Aluminium. Yttrium. Glucynium. Magnésium. Calcium. Strontium. Baryum. Lithyum. Sodium. Potassium, etc. |

Chaque corps simple prend des tonalités différentes dans les alliances différentes ; il fournit donc une progression tonique.

(1) Berzélius ayant fourni une bonne nomenclature des corps simples, nous l'avons introduite dans le cadre des progressions, savoir : les métalloïdes électro-résineux, électro-vitrés, et les métaux électro-résineux, électro-vitrés.

GENÈSE MATÉRIALE.

Deuxième progression générale des pondérables.

Progression distributive des espèces composées binaires oxygénées.

## Tableau partiel de la genèse des espèces binaires oxygénées.

| | | |
|---|---|---|
| Première progression ordinale des acides métalloïdiques. | Première progression spéciale des acides du soufre. | Progression spécifique des acides ou fécondants ou mâles. — Acide sulfurique. Acide sulfureux. |
| | Deuxième progression spéciale des acides de l'azote. | Progression spécifique des acides ou fécondants ou mâles. — Acide azotique. Acide azoteux. |
| Deuxième progression ordinale des oxydes métalloïdiques. | Première progression spéciale des oxydes d'hydrogène. | Progression spécifique des oxydes ou fécondés ou femelles. — Protoxyde d'hydrogène. Deutoxyde d'hydrogène. |
| | Deuxième progression spéciale des oxydes d'azote. | Progression spécifique des oxydes ou fécondés ou femelles. — Protoxyde d'azote. Bioxyde d'azote. |
| Première progression ordinale des acides métalliques. | Première progression spéciale des acides d'antimoine. | Progression spécifique des acides ou fécondants ou mâles. — Acide antimonique. Acide antimonieux. |
| | Deuxième progression spéciale des acides d'arsenic. | Progression spécifique des acides ou fécondants ou mâles. — Acide arsénique. Acide arsénieux. |
| Deuxième progression ordinale des oxydes métalliques. | Première progression spéciale des oxydes de plomb. | Progression spécifique des oxydes ou fécondés ou femelles. — Protoxyde de plomb. Bioxyde de plomb. |
| | Deuxième progression spéciale des oxydes d'étain. | Progression spécifique des oxydes ou fécondés ou femelles. — Protoxyde d'étain. Bioxyde d'étain. |

Chaque acide et chaque oxyde dans leur mariage prennent des tonalités respectives proportionnelles, et comme un acide ou un oxyde peut s'unir avec différents oxydes ou différents acides, il en résulte qu'ils prennent tous des tonalités progressionnelles et qu'ils offrent par conséquent des progressions toniques comme mâles ou femelles.

Il est évident que l'on peut établir des tableaux de la genèse de tous les corps pondérables simples et composés ; nous avons donné ceux-ci comme exemples à suivre pour les sels et les principes immédiats.

GENÈSE VÉGÉTALE.

**Tableau partiel de la genèse des acotylédonées.**

Progression générale des espèces inembryonées.

Progression distributive des acotylédonées.

Progression ordinale (1) des fungi   (Prise pour exemple.)

Progression spéciale (2) des champignons proprement dits. (Prise pour exemple.)

| | |
|---|---|
| Première progression spécifique, agaricus (3). | Les espèces agaricus. |
| Deuxième progression spécifique, boletus (3). | Les espèces boletus. |
| Troisième progression spécifique, mérulius (3). | Les espèces mérulius. |
| Quatrième progression spécifique, morchella (3). | Les espèces morchella. |

(1) Il existe neuf autres progressions ordinales.
(2) Il existe quatre autres progressions spéciales.
(3) Ces quatre progressions ont été citées comme exemples, car il y en a d'autres.

Il serait impossible de faire entrer la distribution complète des acotylédonées dans le format de ce tableau ; nous nous sommes donc borné à des citations qui sont suffisantes pour faire comprendre le mécanisme de la nature. Nous nous sommes servi avec plaisir de quelques noms fournis par A.-L. de Jussieu.

GENÈSE ANIMALE.

## Tableau partiel de la genèse des mammifères.

### Progression générale des espèces vertébrées.

- Première progression distributive, des mammifères (prise pour exemple).
- Deuxième progression distributive, des oiseaux.
- Troisième progression distributive, des reptiles.
- Quatrième progression distributive, des poissons.

---

- Première progression ordinale, des bimanes.
- Deuxième progression ordinale, des quadrumanes.
- Troisième progression ordinale, des carnassiers. (prise pour exemple.)
- Quatrième progression ordinale, des marsupiaux.
- Cinquième progression ordinale, des rongeurs.
- Sixième progression ordinale, des édentés.
- Septième progression ordinale, des pachydermes.
- Huitième progression ordinale, des ruminants.
- Neuvième progression ordinale, des cétacés.

### Progression spéciale des plantigrades (prise pour exemple).

|  |  |
|---|---|
| Première progression spécifique, des ours. | Ours brun d'Europe. Ours noir d'Amérique. Ours malais. Ours du Thibet. Ours jongleur. |
| Deuxième progression spécifique, des ratons. | Raton ou raccoon. Raton crabier. |
| Troisième progression spécifique, des panda. | Panda éclatant. |
| Quatrième progression spécifique, des benturongs. | Ictides albifrons. Ictides ater. |
| Cinquième progression spécifique, des coatis. | Coati roux. Coati brun. |
| Sixième progression spécifique, des blaireaux. | Le blaireau d'Europe. |
| Septième progression spécifique, des gloutons. | Ursus gulo. Ursus luscus. Le grison, etc. |

Dans chaque progression spécifique, les espèces offrent une forme progressionnelle qui fait que chacune a sa place marquée. Chaque progression spécifique a aussi sa place marquée dans les progressions spécifiques.

Nous nous sommes empressé d'utiliser les noms fournis par Cuvier et les auteurs.

## GENÈSE ANIMALE.

**Tableau partiel de la genèse des oiseaux.**

| Progression générale des espèces vertébrées. | | | |
|---|---|---|---|
| **Progression distributive des oiseaux.** | | | |
| 1° Progression ordinale des oiseaux de proie diurnes ou héméralopes (1). | | | |
| 2° Progression ordinale des oiseaux de proie nocturnes ou nyctalopes (2) (Prise pour exemple.) | Progression spéciale unique des strix. | Première progression spécifique des hiboux. | Grand hibou. Hibou commun. Chouette à huppe courte. |
| | | Deuxième progression spécifique des chouettes. | Les espèces chouettes. |
| | | Troisième progression spécifique des effrayes. | Les espèces effrayes. |
| | | Quatrième progression spécifique des chats-huants. | Les espèces chats-huants. |
| | | Cinquième progression spécifique des ducs. | Les espèces ducs. |
| | | Sixième progression spécifique des chouettes à aigrettes. | Les espèces chouettes à aigrettes. |
| | | Septième progression spécifique des chevêches. | Les espèces chevêches. |
| | | Huitième progression spécifique des scops. | Les espèces scops. |

Lorsqu'un savant découvre une espèce nouvelle, il faut qu'il commence par examiner dans quelle progression générale et distributive son organisation est placée, puis il doit chercher son ordinalisation, sa spécialisation et sa spécification naturelles ; enfin, quand il a trouvé sa spécification, qu'il est sûr que c'est un hibou, par exemple, il lui applique un nom qui doit représenter ses caractères anatomiques ou physiologiques; On disait autrefois : J'ai trouvé un *nouveau genre*; on dira maintenant : J'ai trouvé une *nouvelle spécificité*.

NOTA. — Nos tableaux partiels de la genèse matérielle, végétale et animale sont des exemples suffisants pour prouver, d'une manière incontestable, que, lorsque nous le voudrons bien, nous publierons notre tableau général de la genèse.

(1) *Héméralopes*, de ἡμέρα, jour, et de ὄπτομαι, je vois.  |  (2) *Nyctalopes*, de νυκτός, nuit, et de ὤψ, œil.

### Réflexions.

Les lois naturelles, immuables dans leur justice, ne présentent à l'esprit des hommes appelés à les connaître aucun résultat qui puisse les autoriser à les déclarer fata·les. Ce qui est fatal porte avec soi une destinée inévitable et aveugle. La fatalité ne réside donc pas dans les lois de la nature, parce que la cause accidentelle est toujours prête à les troubler dans leurs effets ; par cela même elles ne sont pas inévitables, et par suite elles ne sont pas plus aveugles qu'inévitables, car tous les effets sont libres de se produire dans l'esprit universel de ces lois, qui ont pour elles le calme, l'immuabilité de la sagesse distributive.

Le prétendu enchaînement *nécessaire et inconnu* des effets et de leurs causes, ou bien encore des causes inconnues entre elles, déterminant les effets, appelé *destin* (1) (*fatum*) par les idolâtres, n'existe pas comme *destin,* car nous connaissons maintenant les lois naturelles ; nous savons qu'elles sont de *source spirituelle*, et qu'elles sont si pleines de *prévoyance, quant aux effets relatifs*, qu'elles ne sont pas nécessaires, elles seraient fatales, *mais qu'elles sont immuables* comme *conséquence* divine *dans tous les symboles* représentatifs de l'harmonie antérieure spirituelle.

Qu'est-ce que le destin en face de l'esprit légal d'harmonie, et en face de l'harmonie dans les symboles? C'est l'ignorance. En face des relations proportionnelles et progressionnelles, en face des équations des forces, qu'est-ce que le destin? C'est toujours l'ignorance!

---

(1) Le mot destin serait l'entité abstraite qui exprimerait d'une manière vague la loi des conséquents déterminée par celle des antécédents.

Le hasard, défini par Voltaire, la cause ignorée d'un effet connu, et par Raynal le cours inaperçu de la nature, se rapporte, suivant nous, à notre idée de cause accidentelle prise collectivement. Ce mot réunit donc sous sa seule entité, ou sous sa forme abstraite, toutes les causes accidentelles de la nature.

La cause accidentelle, mais c'est l'usure, la vieillesse, la mort prématurée, la destruction, les obstacles, les rencontres, les déplacements, les déclassements, les obstructions, les émissions, les variations, les causes fractionnelles, intercurrentes, etc.; il se produit par la venue et la rencontre de deux ou plusieurs de ces causes secondaires inégales, des faits et des effets inattendus et inexpliqués des hommes, stupéfaits, dans leur ignorance, d'une explication sage. Pendant longtemps, les coquilles pétrifiées trouvées dans des localités éloignées de la mer étaient des jeux du hasard; les vices de conformation, des prodiges!

Si donc le mot hasard est encore un mot de l'ignorance contemplative, celui de cause accidentelle en est un de la physiologie pure.

La cause accidentelle, prise collectivement, est naturelle; donc elle est génératrice de la vie ou du mouvement, comme la destruction, et sans la confondre avec les autres éléments de la Providence, cet esprit légal comme principe antérieur qui a tout prévu, nous pouvons dire que c'est elle qui rompt l'équilibre ou qui le rétablit dans les faits et dans les effets relatifs, et qui indique cet équilibre. •

L'ignorance des lois de la nature dans laquelle ont été maintenues pendant de longs siècles les populations ont fait naître chez elles les idées de hasard, de destin, de fatalité, de nécessité, de néant (1). Ces fausses doctrines, ces vagues interprétations populaires, disparaitront par l'enseignement public des lois saintes, vraies, sublimes et divines de la nature.

C'est pour concourir à ce noble but que nous venons d'accomplir ce travail encyclopédique, si plein de vérité, et tel que l'on n'a jamais rien vu de semblable dans les sciences naturelles; ce travail, dont la seule lecture approfondie serait capable de léser la meilleure cervelle qui n'y serait pas préparée par des connaissances suffisantes.

D'après ce dernier fait, nous sommes parfois tenté de nous demander si Linné a bien fait de donner à l'homme le surnom si peu physiologique de *Sapiens*, qui ne peut convenir qu'au sage (2). En effet, avons-nous raison de faire des recherches si difficiles et si pénibles, qu'elles demandent une application soutenue pendant plusieurs années, et cela peut-être au détriment de notre santé?

Enfin, ce livre est fait; son but grandiose nous a fortifié et nous a fait vite oublier notre propre fatigue.

Comme il est aisé de le voir, ces recherches se dégagent de nos travaux antérieurs et tendent à les compléter (3).

(1) Toutes ces expressions sont païennes et idolâtres.

(2) La sagesse est proportionnelle et progressionnelle à l'organisation chez les hommes; aussi ont-ils besoin de se réunir en conseil pour délibérer, tandis que, comme loi naturelle, la sagesse est aussi universelle que l'esprit de Dieu.

Dans les sciences, il y a beaucoup de savants qui ne dépassent pas la spécialisation : ce sont les spécialistes; tandis que la plus grande partie des savants est vouée au spécialisme par leur organisation même, quelques-uns, doués de facultés supérieures, d'intelligence, s'élèvent à la généralisation : ils sont encyclopédistes. Bien qu'on refuse de les leur rendre, on leur doit tous les honneurs.

(3) *Morphologie humaine*, grand in-18, Labé, 1850; *Morphogénie générale*, grand in-18, Labé, 1853.

Nous avons tout fouillé, matière et principe, pour reconnaître la loi de la distribution des êtres, afin de pouvoir la décrire sous son véritable jour en plaçant la nature sur sa base immuable, *l'harmonie*, que nous exprimons par les nombres proportionnels et progressionnels, divine loi dans laquelle la genèse a puisé toutes ses libertés constituantes.

Aussi à ces mots de substance-principe spirituelle, de substance déterminée symbolique, de principes générateurs, de mutation perpétuelle de la matière, de génération naturelle, de loi naturelle ou d'harmonie, d'exposition générale de la genèse, nous nous sentons pris de piété pour la cause universelle, et d'admiration pour ses effets, qui nous représentent sa grandeur.

Cet écrit n'est-il pas fait pour rattacher bien des spécialistes à la cause première spirituelle par les lois de la nature, qui nous démontrent la spiritualité dans tous les faits de la création?

En lisant notre livre, on connaîtra l'esprit vivificateur qui existe dans les lois naturelles, et ces lois naturelles elles-mêmes; alors, si l'on est bon, on deviendra meilleur, et si l'on est mauvais on deviendra bon, c'est-à-dire que l'on voudra, en toute chose, suivre la loi, vivre dans la liberté de la loi vraie!

Nous pouvons bien le dire, nos travaux nous ont rempli de respect pour ce qui est si grand dans l'univers.

Nos recherches nous ayant procuré la découverte des six propriétés génésiques révélées chez les espèces par les caractères semblables et différents, ces propriétés physiologiques nous ont donné la *mesure distributive exacte* de

la loi des nombres proportionnels et progressionnels dans
la création et la reproduction. Ainsi les espèces se sont
distribuées et se distribuent encore, suivant ces six propriétés (qui sont la tonalisation, la spécification, la spécialisation, l'ordinalisation, la distribution et la généralisation), en six progressions symboliques qui nous offrent la
genèse dans tous ses moyens.

Sous l'émotion de cet écrit, et dans la conviction iné-
branlable de sa haute et urgente utilité, nous plaçons ce
travail sous la protection des savants honnêtes. Peu nous
importent ceux qui cherchent à nous barrer le chemin!
nous respecterons toutes les faiblesses, et s'il est vrai
que nous ayons tous un avenir proportionnel à nos travaux, nous arriverons sans eux et malgré eux, et nous
placerons notre pays à la tête de la philosophie par
l'encyclopédie naturelle, ce qui est assez imposant pour
devenir une mission.

Mais si dans nos travaux et dans nos idées spiritualistes
nous nous étions trompé, il n'y aurait plus qu'un seul
droit fatal, alors sans merci, le droit du plus anomal et
du plus fort, ce qui n'est pas; car tout a pris sa source,
tout engendre, et tout est appelé à vivre dans la spirituelle et irrésistible intelligence, en dehors de laquelle
tout ce qui se meut s'éteint.

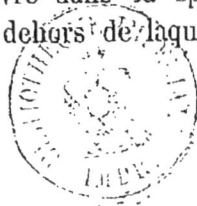

FIN.

# TABLE DES CHAPITRES.

—

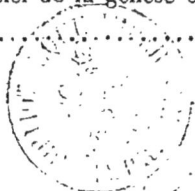

IMPRIMERIE CENTRALE DES CHEMINS DE FER DE NAPOLÉON CHAIX ET Cᵉ, RUE BERGÈRE, 20.

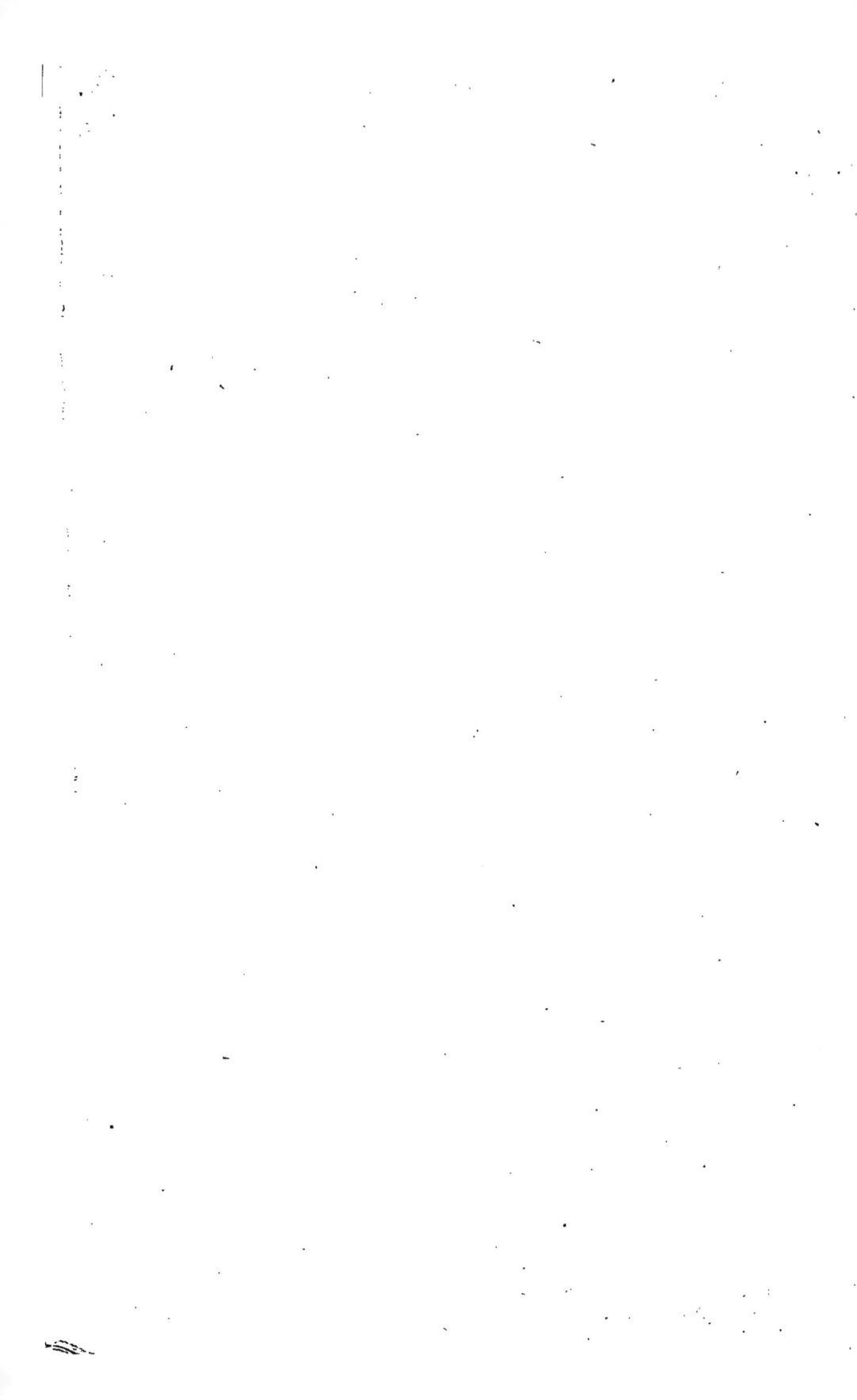

# PHYSIOLOGIE.

## OUVRAGES DE M. LE D<sup>R</sup> J.-E. CORNAY

QUI SE TROUVENT

### CHEZ MM. J.-B. BAILLIÈRE ET FILS, LIBRAIRES,

Rue Hautefeuille, 19.

**Considérations générales sur la classification des Oiseaux**, étude de l'os palatin. — 1847, in-8°.

**Éléments de Morphologie humaine.** — *Physionomie de relation*, localisation physionomique des plis faciaux représentatifs des différents actes de relation ; — *Physionomie naturelle*, genèse des formes, loi d'ordre universel ; — *Physionomie anormale*, appréciation des lois, des théories et des faits relatifs à la genèse des organes ; pour servir à l'étude des races. — 1850, grand in-18°, *avec douze planches* (épuisé). — Il en reste trente-deux exemplaires avec *deux planches seulement* (l'ex<sup>re</sup>). 5 fr.

**Principes de Physiologie et Éléments de Morphogénie générale**, ou *Traité de la distribution des matériaux de formation dans les espèces naturelles.* — Unité de matière, Électromotion, Polarisations, Transmutation, les Espèces, le Fluide organique, le Système nerveux des végétaux, la Genèse des formes des espèces naturelles, etc. — 1853, grand in-18, accompagné de *dix planches* ....................................... 4 fr.

**Principes d'Adénisation**, ou *Traité de l'ablation des glandes nidoriennes*, qui communiquent, par leur sécrétion, plus ou moins fétide, un mauvais goût aux espèces animales alimentaires, et donnent une odeur insupportable aux espèces d'agrément, et *Exposition générale des règles à suivre* dans l'amélioration de la chair des animaux, *avec une planche.* — Grand in-18 ; Paris, 15 juillet 1859 ................... 2 fr. 50

**Mémoires sur les causes de la coloration des œufs des oiseaux et des parties organiques végétales et animales**, 1<sup>er</sup> mai 1860, grand in-8°, et juillet 1860 (deux parties) ...................... 2 fr.

**De la Reconstruction du cheval sauvage primitif et de la restauration, par l'omaimogamie, de nos races chevalines régionales altérées par la sélection et le croisement.** Paris, 25 octobre 1861 (v. à l'ét. s<sup>t</sup>) .......................................... 2 fr.

**Principes de Physiologie et Exposition de la loi divine d'harmonie**, ou *Traité de la distribution légale des espèces dans la nature* ; ouvrage dans lequel M. le docteur Cornay, après avoir établi exprès la genèse sur le matérialisme le plus complet, et, par conséquent, le plus erroné, démontre qu'elle ne pouvait se produire que par le plus pur spiritualisme d'une cause immatérielle et divine. — Paris, 22 mai 1862. 2 fr.

### POUR PARAÎTRE PROCHAINEMENT :

**Principes de Physiologie et Exposition des formules des forces vitales**, etc., etc., grand in-18 ............................... 1 fr. 50

PARIS. — IMP. CENTRALE DES CHEMINS DE FER DE NAPOLÉON CHAIX ET C°, RUE BERGÈRE, 20.—4222.

www.ingramcontent.com/pod-product-compliance
Lightning Source LLC
Chambersburg PA
CBHW071850200326
41519CB00016B/4321